121

Anaesthesiologie und Intensivmedizin
Anaesthesiology
and Intensive Care Medicine

Herausgeber:
H. Bergmann · Linz (Schriftleiter)
J. B. Brückner · Berlin   R. Frey · Mainz
W. F. Henschel · Bremen   M. Gemperle · Genf
O. Mayrhofer · Wien   K. Peter · München

H. P. Siepmann

Zur Herzwirkung von Inhalationsanaesthetica

Der isolierte Katzenpapillarmuskel
als Myokard-Modell

Mit 14 Abbildungen

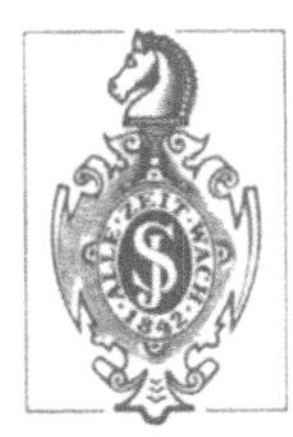

Springer-Verlag
Berlin Heidelberg New York 1979

Priv.-Doz. Dr. Hermann Paul Siepmann
Institut für Anaesthesiologie
der Universität
Moorenstraße 5, 4000 Düsseldorf

ISBN-13: 978-3-540-09230-8   e-ISBN-13: 978-3-642-67223-1
DOI:10.1007/978-3-642-67223-1

CIP-Kurztitelaufnahme der Deutschen Bibliothek:
Siepmann, Hermann P.:
Zur Herzwirkung von Inhalationsanaesthetica : d. isolierte Katzenpapillarmuskel als
Myokard-Modell/H. P. Siepmann. – Berlin, Heidelberg, New York: Springer, 1979.
(Anaesthesiologie und Intensivmedizin; Bd. 121)

Vorwort

Unsere Kenntnisse von der Herzwirkung der Inhalationsanaesthetica haben im Laufe der letzten zehn Jahre stark zugenommen.

So wichtig dabei auch die Experimente am isolierten Myokard gewesen sein mögen, so oft wurde gerade von seiten der praktischen Anaesthesie bezweifelt, ob denn derartige Versuche klinisch überhaupt relevant sein können.

Einer der Gründe für Mißverständnisse bei der Interpretation solcher Ergebnisse hängt damit zusammen, daß man sich in der experimentellen und klinischen Anaesthesie sehr oft mit den *Nebenwirkungen* von Narkotica beschäftigt. Ein Vergleich dieser Nebenwirkungen wie beispielsweise der Myokardeffekte von Inhalationsanaesthetica gewinnt aber erst dann an Bedeutung, wenn man sie auf die eigentliche narkotisch-analgetische *Hauptwirkung* als Vergleichsgrundlage bezieht. Da diese Hauptwirkung der Inhalationsanaesthetica jedoch nicht nur eine Substanzeigenschaft ist, sondern von Tierart zu Tierart variiert, werden Vergleichsergebnisse zur Herzwirkung dieser Dämpfe weitaus mehr durch die Wahl des Versuchstieres als durch die Wahl des Versuchsobjekts (Papillarmuskel, isoliertes Herz, intaktes Tier) determiniert.

Neben der Untermauerung dieser Hypothese zielt die vorliegende Arbeit, ausgehend von einem an Katzenpapillarmuskeln vorgenommenen Vergleich zur Myokardwirkung von Halothan und Enfluran, darauf ab, die besondere Problematik von in-vitro-Experimenten mit volatilen Anaesthetica darzustellen und ihre Ergebnisse im Lichte jüngerer Publikationen, die auch das intakte Tier und den Menschen mit einbeziehen, zu diskutieren. Dabei zeigt sich dann, daß es bei *vergleichenden* Untersuchungen zur Herzwirkung von Inhalationsanaesthetica und bei Beachtung einiger wichtiger methodischer Prinzipien durchaus zulässig ist, selbst die an Papillarmuskeln gewonnenen Erkenntnisse auf den Menschen zu übertragen.

Die vorliegenden Untersuchungen wurden dankenswerterweise vom Sonderforschungsbereich Cardiologie (Düsseldorf) unterstützt.

Düsseldorf, März 1979   H.P. Siepmann

Inhaltsverzeichnis

1 Einleitung

1.1 Inhalationsanaesthetica und ihre Nebenwirkungen

Die Inhalationsanaesthetica nehmen wegen ihrer bisher unübertroffen guten Steuerbarkeit einen wichtigen Platz auch unter den neuzeitlichen Narkosemitteln ein. Von den dampfförmigen Anaesthetica werden zur Vermeidung von Explosionsunfällen ausschließlich halogenierte und deshalb nicht entflammbare Äther- und Kohlenwasserstoffverbindungen verwendet, von denen das Halothan (Tabelle 1) zu den erfolgreichsten und am weitesten verbreiteten Anaesthetica überhaupt gehört; die Zahl der seit 1960 allein in den USA durchgeführten Halothan-Narkosen wird auf über 100 Millionen geschätzt. Diese Tatsache sollte aber nicht darüber hinwegtäuschen, daß die dampfförmigen Inhalationsanaesthetica wegen ihrer erheblichen Nebenwirkungen z.B. auf das Herz-Kreislaufsystem zur Ursache ganz akuter und gefährlicher Narkose-Komplikationen werden können. Darüber hinaus ist in jüngerer Zeit deutlich geworden, daß diese Dämpfe auch parenchymatöse Organe wie Leber (Halothan) und Niere (Methoxyfluran) zu schädigen vermögen *(10, 16, 31, 32, 41, 46, 74)*. Konsequenterweise dienten deshalb zahlreiche tierexperimentelle und klinische Untersuchungen der letzten Jahre dem Ziel, die Nebenwirkungen neu entwickelter Verbindungen zu erfassen und mit denen des weltweit eingeführten Halothan zu vergleichen.

Von den wenigen Substanzen, die das Stadium der klinischen Prüfung erreichten, ist Enfluran (Tabelle 1) zweifellos das erfolgversprechendste Narkoticum, dem schon nach den ersten klinischen Untersuchungen *(7, 14, 15, 77)* günstige Herz-Kreislauf-Effekte attestiert wurden. Außerdem steht Enfluran im Gegensatz zu Halothan nicht im Verdacht, hepatotoxische Eigenschaften zu besitzen; ob es allerdings die Nierenfunktion zu beeinträchtigen vermag, wird z.Z. noch kontrovers diskutiert *(11a, 41a)*.

1.2 Die unterschiedlich starke Myokardwirkung von Halothan und Enfluran am isolierten Papillarmuskel

Im Zusammenhang mit den Arbeiten zur Rückwirkung von Halothan und Enfluran auf das Herz-Kreislauf-System galt der Erforschung des von beiden Anaesthetica ausgehenden direkten Myokardeffektes besonderes Interesse. Mit dem von Sonnenblick *(65-67)* erarbeiteten methodischen Ansatz studierten erstmals Sugai *(70)* und Shimosato et al. *(59)* die Myokardwirkung der genannten Dämpfe durch Analyse der an Katzenpapillarmuskeln gewonnenen Kraft-Geschwindigkeits-Längen-Relationen. Allerdings hat das Ergebnis dieser Untersuchungen, wonach Halothan auf die kontraktilen Myokardeigenschaften dreimal so stark einwirken soll wie Enfluran, mit dazu beigetragen, die Aussagefähigkeit derartiger in-vitro-Experimente für die praktische Anaesthesie zu bezweifeln; denn zu groß war der Widerspruch zu den am intakten Tier und am Menschen erhobenen Befunden, die zwar Unterschiede vermuten ließen, nicht jedoch in dem genannten Ausmaß. Da auch die in-vitro-Untersuchungen an-

Tabelle 1. Physikalische Eigenschaften von Enfluran und Halothan

	Enfluran	Halothan
Struktur- formel	Cl F F H – C – C – O – C – H F F F	Cl F H – C – C – F Br F
Mol. Gew.	184.5	197.4
Siedepunkt (760 mm Hg)	55.5°C	50.2°C
Dampfdruck (20°C)	174.5 mm Hg	241.0 mm Hg
Verteilungs-koeffizienten (37°C)		
Wasser/Gas	0.82 [6]	0.74
Blut/Gas	1.91	2.36
Öl/Gas	98.5	224.0
MAC (37°C)		
Mensch	1.68 [1]	0.77 [2]
Katze	1.2 [3]	0.82 [3]
Hund	2.2 [4]	0.87 [5]

[1] Gion und Saidman *(26)*   [4] Eger et al. *(21)*
[2] Saidman et al. *(57)*   [5] Eger et al. *(20)*
[3] Brown und Crout *(8)*   [6] Firma Abbott *(13)*

derer Arbeitsgruppen *(8, 37, 61)* unterschiedliche Resultate erbrachten, wird in der vorliegenden Arbeit die Frage nach den möglichen Ursachen für diese Diskrepanzen gestellt, die deshalb so schwer zu verstehen sind, weil die genannten Autoren übereinstimmend den Papillarmuskel der Katze als Myokard-Modell wählen, im Prinzip vom gleichen methodischen Ansatz ausgehen und ähnliche oder sogar gleiche Kontraktilitätsparameter verwenden.

1.3 Die möglichen Ursachen für divergierende in-vitro-Versuchsergebnisse

Überprüft man unter diesem Gesichtspunkt die mitgeteilten Versuchsbedingungen, so fällt zunächst einmal auf, daß die Experimente bei außergewöhnlich niedrigen Reizfrequenzen (12/min) der Papillarmuskeln und bei Temperaturen zwischen 22° und 37,5°C durchgeführt wurden (Tabelle 2). Außerdem benutzt jeder Autor eine andere „Maßeinheit" für die Konzentration der Inhalationsanaesthetica. Während Sugai et al. *(70)* und Shimosato et al. *(59)* die beobachteten Wirkungen in Beziehung zur jeweiligen Konzentration (mg%) des Dampfes in der Perfusionsflüssigkeit setzen, gehen Brown und Crout *(8)* sowie Kemmotsu *(37)* von den sog. äquianaesthetischen Konzentrationen (Vol.%) aus, wobei Brown und Crout *(8)* den zur Aufrechterhaltung einer definierten Narkosetiefe erforderlichen Bedarf der Katze und

Tabelle 2. Zusammenstellung der Versuchsbedingungen verschiedener Arbeitsgruppen, die am isolierten Katzenpapillarmuskel die Myokardwirkungen von Halothan und Enfluran untersucht haben. Definition des MAC-Wertes siehe Fußnote auf S. 5

	Shimosato (59)	Brown und Crout (8)	Kemmotsu (37)	Siepmann et al. (61)
1. Zahl der Versuche	17	15	22	6
davon	Enfl.; Hal.	Enfl.; Hal.	Enfl.; Hal.	
	n=11 n=6	n=5 n=10	n=9 n=13	
2. Versuchsbedingungen				
Temperatur	22° u. 37°C	37,5°C	32°C	32°C
Reizfrequenz	12/min	12/min	12/min	30/min
pH-Wert	7,4	7,4	7,4	7,2
Kontraktions-	isotonisch,	isometrisch	isotonisch,	isotonisch,
bedingungen	isometrisch		isometrisch	isometrisch
3. Vergleichsgrund-				mg % und
lage (Dampfkonzen-	mg %	MAC_{Katze}	MAC_{Mensch}	MAC_{Katze}
tration)				

Kemmotsu *(37)* den des Menschen an Halothan und Enfluran zugrunde legen. Durch dieses unterschiedliche Vorgehen werden die Ergebnisse aber in ganz entscheidender Weise beeinflußt, worauf in dieser Studie noch besonders eingegangen werden wird.

1.4 Die Probleme bei der Verabreichung von Inhalationsanaesthetica bei in-vitro-Versuchen

Außer diesem generellen Problem hinsichtlich der Vergleichbarkeit solcher Ergebnisse deutet die Tatsache, daß kein Untersucher bisher an ein und demselben Versuchsobjekt beide Anaesthetica mit einander verglichen hat und demzufolge bei relativ niedriger Versuchszahl zu aussagekräftigeren Vergleichsergebnissen gelangt wäre, auf eine grundsätzliche Schwierigkeit im Umgang mit Inhalationsanaesthetica hin. Diese flüchtigen Dämpfe müssen nämlich in der den Papillarmuskel umgebenden Perfusionslösung in variierbaren, aber jeweils konstanten Konzentrationen vorliegen. Diese für die Ermittlung von Dosis-Wirkungsbeziehungen unumgängliche Voraussetzung wurde von Sugai et al. *(70)*, Shimosato et al. *(59)*, Brown und Crout *(8)* und von Kemmotsu *(37)* dadurch erfüllt, daß sie von der dampfförmigen Phase der Narkotica ausgingen, indem sie sie in einem exakt dosierenden Verdampfer einem Sauerstoff-Kohlensäure-Gemisch in der gewünschten Volumen-Konzentration zusetzten und über Gasverteilungsrohre in das Organbad einleiteten. Diese Applikationsweise ist aber durch einen gravierenden Nachteil gekennzeichnet: Die jeweils gewünschte Dampfkonzentration wird in der Nährlösung erst nach einem zeitabhängigen Sättigungsvorgang erreicht, der sich dem Diffusionsprozeß und der muskelspezifischen Art, mit einer vom Stoffwechsel her bestimmten Latenz (Temperatur!) auf ein Pharmakon zu reagieren, überlagert. Zur Verdeutlichung sei auf eine Abbildung aus der Publikation von Goldberg und Ullrick *(28)* verwiesen, der zu entnehmen ist, daß je nach der zugeführten Konzentration zwischen 40-100 min vergehen, bis sich der Papillarmuskel in einem der Dampfkonzentration gemäßen „steady state" befindet (Abb. 1).

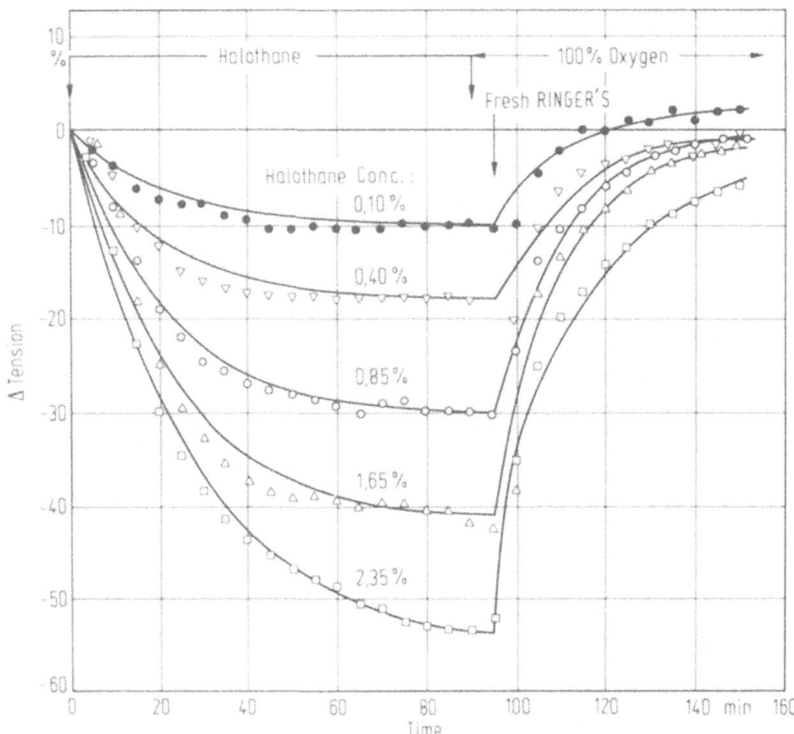

Abb. 1. Dargestellt ist die konzentrationsabhängige Beeinflussung der Kraftentwicklung von isolierten Trabekelmuskeln der Ratte durch Halothan *(28)*, das im vorliegenden Fall über Gasverteilungsrohre in die Nährlösung eingeleitet wurde. Bis sich ein Äquilibrium zwischen der Gasphase und dem in Wasser gelösten Anteil des Narkoticums eingestellt hat, muß bis zu 100 min abgewartet werden. Erst danach befindet sich der Papillarmuskel z.B. bei 2,35 Vol.% in etwa im „steady state". Wenn bisher noch keine vergleichenden Untersuchungen zwischen mehreren Inhalationsanaesthetica an jeweils ein und demselben Papillarmuskel erfolgten, so ist das in erster Linie auf dieses Verabreichungsverfahren zurückzuführen; denn allein der Äquilibrierungsvorgang für die verschiedenen Konzentrationsstufen eines Anaestheticums nimmt so viel Zeit in Anspruch, daß während einer nachfolgenden Versuchsserie mit einem weiteren Narkoticum oft schon die ersten Insuffizienzerscheinungen beim isolierten Muskelpräparat auftreten

Für diese beachtliche Zeitspanne muß man in erster Linie die langsame Aufsättigung der Nährlösung mit dem in der zitierten Arbeit benutzten Halothan verantwortlich machen; nach Laasberg und Hedley-Whyte *(38)* beträgt nämlich die Äquilibrierungszeit für diesen Dampf in Krebs-Henseleit-Lösung zwischen 1,5 und 3,0 Std, je nachdem ob dieser Vorgang bei 25° oder 37°C abläuft. Daraus folgt für Versuche mit isolierten Papillarmuskeln, daß an einem Präparat nicht zwei oder mehr Inhalationsanaesthetica miteinander verglichen werden können, weil allein die Einstellung verschiedener Konzentrationsstufen soviel Zeit beansprucht,

daß während einer zweiten Meßperiode mit einem anderen Narkoticum schon mit dem Auftreten einer Insuffizienz des Papillarmuskels gerechnet werden muß.
Aus diesem Grunde wurde für die eigenen Untersuchungen eine grundsätzlich andere Verabreichungsweise entwickelt [*(61)* siehe auch Methodik und Methodenkritik auf S. 9 und 30], durch die das Anaestheticum ohne nennenswerte zeitliche Verzögerung und in der gewünschten Konzentration auf den Papillarmuskel einwirken kann. Damit ließen sich *erstmals an einem Präparat* beide Narkotica hinsichtlich ihrer Myokard-Effekte testen.
In der vorliegenden Studie soll nun durch Vergleich der eigenen Befunde mit den unter abweichenden Versuchsbedingungen erzielten Resultaten der anderen Autoren eine Antwort auf die Frage gefunden werden, ob es bestimmte optimale methodische und konzeptionelle Voraussetzungen gibt, bei deren Einhaltung die in vitro gewonnenen Ergebnisse mit hinreichender Sicherheit auch für den Menschen und damit für die angewandte Anaesthesiologie Gültigkeit besitzen. Das schließt natürlich auch eine Stellungnahme zu der von Saidman *(58)* erhobenen Forderung ein, die am isolierten Myokard ermittelten äquipotenten Konzentrationen von Inhalationsanaesthetica durch Berücksichtigung ihrer narkotischen Potenz[1] bei Tier und Mensch zu relativieren.

1.5 Fragestellung

In der vorliegenden Studie sollen, ausgehend von einem am isolierten Papillarmuskel vorgenommenen Vergleich zwischen den Inhalationsanaesthetica Halothan und Enfluran, folgende Fragen geklärt werden:

1. Wie groß ist der *Unterschied* zwischen Halothan und Enfluran hinsichtlich ihrer myokardialen Wirkungen?
2. Inwieweit läßt sich die Myokardwirkung von Inhalationsanaesthetica — dargestellt am Beispiel des Enfluran — durch Änderung von *Temperatur, Reizfrequenz* und *pH-Wert* modifizieren? Mit anderen Worten: Könnten Unterschiede bezüglich dieser Versuchsbedingungen verantwortlich für divergierende Resultate sein?
3. Gelangt man, je nachdem, ob man in-vitro- oder in-vivo-Experimente durchführt, zu ähnlichen oder abweichenden Erkenntnissen über die Myokardwirkungen von Halothan oder Enfluran?
4. Gilt die Abhängigkeit von der jeweiligen Tierspecies, wie sie für die narkotische Hauptwirkung von Inhalationsanaesthetica inzwischen erwiesen ist (MAC-Konzept!) auch für die Nebenwirkungen der Narkotica am Myokard, oder läßt der Herzmuskel von Katze, Hund, Affe und Mensch keine solche Variationsbreite hinsichtlich seiner Reaktion auf Inhalationsanaesthetica erkennen?

---

[1] Das Maß für die narkotische Potenz eines Inhalationsanaestheticums ist sein sog. MAC-Wert, eine Abkürzung für „minimal alveolar concentration" (Vol.%). Sobald diese „minimale" Konzentration eines Inhalationsanaestheticums in den Alveolen eines Versuchstieres oder des Menschen erreicht ist, reagiert definitionsgemäß auf einen bestimmten Schmerzreiz hin (Kneifen des Schwanzes, der Pfote des Tieres; Hautschnitt beim Menschen) die eine Hälfte der Individuen noch, die andere Hälfte nicht mehr mit Abwehrbewegungen. Diese MAC-Werte, die im übrigen den in der Pharmakologie gebräuchlicheren AD_{50}-Werten (Anaesthetische Dosis) entsprechen, sind nicht nur sehr charakteristisch für ein bestimmtes Narkoticum, sondern ebenso kennzeichnend für verschiedene Tierspecies (Tabelle 1). Außerdem ändern sich die Werte mit Alter, Geschlecht und Körpertemperatur.

2 Untersuchungsmethode

2.1 Versuchsaufbau[1]

2.1.1 Organbad, Nährlösung und Stimulation

In einem über Feintriebe horizontal wie vertikal verschieblichen Block aus Hart-PVC ist das
Organbad (Volumen 7 ml) eingelassen; es wird kontinuierlich und regelbar von einer Tyrode-
Glucose-Lösung mit einem Fluß von 25 bis 35 ml/min. durchströmt. Die Nährlösung wird zu-
vor bei Raumtemperatur über Gasverteilungsrohre mit Carbogen (Sauerstoff 95, Kohlensäure
5 Vol.%) angereichert und danach in einem Wärmeaustauscher erwärmt. Die Temperatur im
Organbad beträgt normalerweise 32°C, es werden jedoch auch Messungen bei 22°, 27° und
37°C vorgenommen.
Die Tyrode-Lösung setzt sich wie folgt zusammen (in mmol/l): 136,9 NaCl; 2,68 KCl; 11,9
$NaHCO_3$; 0,42 NaH_2PO_4; 2,5 $CaCl_2$; 1,0 $MgCl_2$ und 5,6 Glucose.
Der pH-Wert wird mit Hilfe einer in das Organbad eintauchenden Einstabmeßkette in Verbin-
dung mit einem Labor-pH-Meter fortlaufend gemessen und bei 7,2 konstant gehalten. Die in
einer Versuchsserie notwendigen pH-Änderungen werden unterhalb pH 7,2 durch Zugabe von
HCl und oberhalb von pH 7,2 durch Zugabe von $NaHCO_3$ erreicht.
Der Papillarmuskel liegt im Organbad an dessen schmalster Stelle in seiner ganzen Länge zwischen zwei Platin-Iridium-Elektroden. Zur Stimulation dient ein Rechteckimpuls von 1-3
msec Dauer und einer Spannung von 3-7 Volt; es wird 10-15% oberhalb des Schwellenwertes
gereizt.

2.1.2 Kraftübertragung

Das sehnige Ende des Papillarmuskels ist an einer in das Organbad eintauchenden Halterungsvorrichtung aus Duraluminium fixiert, die ihrerseits auf der Achse einer metallträgerfreien
Drehspule befestigt ist. Für alle zu bewegenden Teile errechnet sich eine Äquivalenzmasse
von 206 mg, die der Papillarmuskel zusätzlich zur jeweiligen Vor- und Nachlast beschleuni-
gen muß. Die Spule befindet sich zwischen den Polen eines sehr leistungsstarken Gleichstrom-
magneten *(62)*. Ist er eingeschaltet, so verursachen definierte, durch die Spule fließende Strö-
me definierte Kräfte, die am frei beweglichen Muskelende ziehen. Zunächst wird der Muskel
mit 0,7 g/mm^2 Querschnitt vorbelastet, mit Hilfe eines binocularen Mikroskops vermessen
und danach von der vom freien Muskelende wegweisenden Seite her so arretiert, daß Nachbe-
lastungen zu keiner weiteren Dehnung des Papillarmuskels mehr führen (Konstanz der initia-
len Länge).

---

[1] Der Versuchsaufbau, vor allem das Organbad und die Art und Weise, Kraft mittels einer metallträgerfreien Drehspule über eine auf der Spulenachse befestigten Halterungsvorrichtung aus Duraluminium
auf den Papillarmuskel zu übertragen, stammt aus dem Institut für Klinische Physiologie der Universität Düsseldorf. Dem Direktor des Instituts, Herrn Prof. Dr. R. Kaufmann, und seinen Mitarbeitern gilt
mein besonderer Dank.

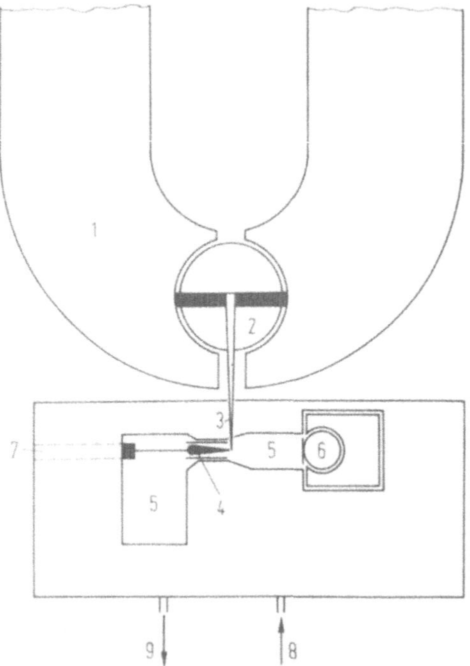

Abb. 2. Schematische Darstellung des Versuchsaufbaus (Aufsicht). *1.* Elektromagnet, *2.* Spule, *3.* Halterung für das frei bewegliche Papillarmuskelende, *4.* Papillarmuskel (parallel zu den Reizelektroden), *5.* Organbad zur Aufnahme von Nährlösung und Muskelpräparat, *6.* Ultraschall-Sender/Empfänger zur Messung der Längenänderung, *7.* Druckaufnehmer zur Messung der Kraft, *8.* Einlaß- und *9.* Auslaß für
. die kontinuierlich fließende Nährlösung

2.1.3 Messung der Muskelverkürzung und Verkürzungsgeschwindigkeit

Die mit jeder Kontraktion in Abhängigkeit von der Nachlast einhergehende Verkürzung des Muskels verursacht eine entsprechende Bewegung der Halterungsvorrichtung. Diese Bewegungen werden mit dem Ultraschall-Reflexionsverfahren berührungslos gemessen *(62)*. Die von dem Ultraschall-Kristall ausgesandten Schallwellen werden von Hindernissen (Wechsel des Mediums) zurückgeworfen, so auch von der Halterungsvorrichtung. Da die Schallgeschwindigkeit in Wasser als konstant anzusehen ist, verhält sich die Längenänderung direkt proportional zur Zeitverschiebung zwischen ausgesandtem Impuls und seinem auf den Kristall zurückgeworfenen Echo. Die Differenzierung dieses Analogsignals ergibt die Geschwindigkeit, mit der sich der Muskel verkürzt.

2.1.4 Messung der Spannungsentwicklung und der maximalen Spannungsanstiegsgeschwindigkeit

Das plumpe Ende des Papillarmuskels ist fest mit einer Feder verbunden, die der Membran eines Druckwandlers aufliegt und diese mit einer Kraft von ca. 10 g vorbelastet. Die im Muskel bei einer Kontraktion entstehende Spannung wird als entsprechende Entlastung gemessen. Die elektronische Differenzierung des Primärsignals liefert die maximale Spannungsanstiegsgeschwindigkeit.

2.1.5 Registriersystem

Alle Meßgrößen und ihre Ableitungen werden auf einem handelsüblichen 6-Kanal-Registriergerät der Fa. Beckman, Type R Dynograph Recorder, aufgezeichnet.

2.1.6 Meßgrößen

Folgende Parameter werden zur Erstellung von Dosiswirkungskurven herangezogen:
1. Die *Muskelverkürzung* $\Delta \dot{L}_i$ bei isotonischer Kontraktion und einer Vorbelastung von $0,7$ g/mm². Um Papillarmuskeln unterschiedlicher Länge miteinander vergleichen zu können, wird der jeweilige Betrag der Verkürzung auf die Ausgangslänge bezogen und in % angegeben.
2. Die *Verkürzungsgeschwindigkeit* V_O bei isotonischer Kontraktion. Auch diese Meßgröße bezieht sich auf die initiale Länge des Muskels und wird als Li/sec verrechnet.
3. Die *maximal erzeugte Kraft* K_O bei isometrischer Kontraktion. Unterschiedliche Muskelquerschnitte werden dadurch normiert, daß die tatsächlich auftretenden Kräfte in g/mm² Querschnitt umgewandelt werden.
4. Die *maximale Kraftanstiegsgeschwindigkeit* dk/dt_{max} stellt die erste Ableitung der Kraftentwicklung bei isometrischer Kontraktion dar. Die Einheit dieses Parameters ist $\frac{\text{g/mm}^2}{\text{sec}}$.

2.1.7 Verabreichungsverfahren für Inhalationsanaesthetica

Unmittelbar vor Eintritt in das Organbad wird der Perfusionslösung das jeweilige Anaestheticum als eine gesättigte Halothan- bzw. Enfluran/Tyrode-Lösung zugesetzt. Diese gesättigte Lösung entsteht, wenn 100 ml Tyrode-Lösung mit ca. 10 ml des flüssigen Anaestheticums im Erlenmeyer-Kolben drei Stunden lang geschüttelt werden. Es stellt sich während dieser Zeit ein Gleichgewicht ein zwischen dem im Wasser gelösten Dampf und der schwereren, von Wasser bedeckten flüssigen Phase des Narkoticums. Wiederholte gaschromatographische Analysen (insgesamt 92 Einzelbestimmungen) zeigen, daß bei Raumtemperatur ($22°$-$25°$C) und im Zustand der Sättigung Halothan in einer Konzentration von 380 mg% und Enfluran in einer solchen von 240 mg% in der Tyrode-Lösung vorliegt. Diese Stammlösungen werden zur Vermeidung von Verlusten über gasdichte Spritzen und Zuleitungen aus V2A-Stahl der Nährlösung beigemischt. Bei einem Tyrode-Fluß von 30 ml/min benötigt das Narkoticum von der Zumischstelle bis zum Papillarmuskel 0,16 sec, eine zu kurze Zeitspanne, um zu meßbaren Anaestheticum-Verlusten in die umgebende Atmosphäre zu führen, was ebenfalls gaschromatographisch bestätigt werden konnte. Die Konzentration im Organbad errechnet sich aus der Menge der pro Zeiteinheit durch das Bad fließenden Nährlösung und der im gleichen Zeitraum über Motorspritzen zugeführten Menge an Stammlösung.

2.1.8 Gaschromatographische Analysen

Die Bestimmungen der Dampfkonzentrationen in den gesättigten Stammlösungen und im Organbad sowie die Ermittlung der Ostwaldschen Löslichkeitskoeffizienten von Halothan und Enfluran für eine Tyrode-Glucose-Lösung im Temperaturbereich zwischen $22°$ und $37°$C erfolgt mit dem Gaschromatographen (F42) der Fa. Perkin-Elmer als sog. Dampfraumanalyse (Siepmann, Veröffentlichung in Vorbereitung).

2.2 Versuchsablauf

Katzen mit einem Gewicht zwischen 1,5 und 2 kg werden intramuskulär mit 10 mg Ketamin
pro kg Körpergewicht anaesthesiert. Nach der Thorakotomie wird der Herzbeutel eröffnet,
das Herz auf Vorhofebene abgetrennt und innerhalb von 10-15 sec zur Präparation des Papillarmuskels in eine sauerstoffgesättigte Tyrode-Glucose-Lösung verbracht. Ein geeigneter Papillarmuskel wird im Organbad mit dem plumpen, aus der Ventrikelwand herausgelösten
Ende starr mit einem Druckwandler verbunden und mit seinem sehnigen Ende an dem modifizierten Zeiger (Halterungsvorrichtung) eines Drehspulmeßwerkes befestigt. Nach der opti-
schen Vermessung des Muskels folgt eine Stabilisierungsperiode von ein- bis eineinhalbstündi-
ger Dauer. Erst wenn keine Steigerung der Kontraktionseigenschaften mehr zu beobachten
ist, beginnt der eigentliche Versuch mit der ersten Kontrollmessung. Danach finden die Messungen unter steigenden Konzentrationen von Halothan und Enfluran statt. Die Wirkungen
beider Anaesthetica werden immer an einem Muskel geprüft, wobei jedoch von Muskel zu
Muskel ihre Reihenfolge wechselt.
Bei jeder Konzentrationsstufe und nach Erreichen eines „steady state" wird zuerst unter isotonischen Kontraktionsbedingungen die maximale Verkürzung und die maximale Verkürzungsgeschwindigkeit des Muskels festgehalten; danach wird der Papillarmuskel in Schritten von
0,25-0,5 g/mm² Querschnitt nachbelastet, bis er sich rein isometrisch kontrahiert. In dieser
Phase werden dann die maximal erzeugte Kraft und die maximale Kraftanstiegsgeschwindigkeit ermittelt.
Vor Beginn einer weiteren Versuchsperiode mit dem zweiten Anaestheticum liegt eine etwa
einstündige Pause, während der sich der Muskel nur isotonisch kontrahiert und das zuvor ein-
gesetzte Anaestheticum soweit ausgewaschen wird, daß wieder die Ausgangsbedingungen erreicht werden. Von der ersten Messung bis zu der den gesamten Versuch abschließenden End-
kontrolle vergehen zwischen 4 bis 6 Std.
In ähnlicher Weise laufen die Versuche bei wechselnden Temperaturen, Reizfrequenzen und
pH-Werten ab. Während bei der Temperatur und Reizfrequenz die Messungen stets bei den
niedrigsten Werten (22°C; 0,125 Hz) beginnen, wird der Einfluß des pH bei einem Teil der
Muskeln zuerst im sauren und danach im alkalischen Bereich untersucht, bei einem anderen
Teil in umgekehrter Reihenfolge.

2.3 Die Verarbeitung des Datenmaterials

Für jede der vier Versuchsserien (*Vergleich* Halothan/Enfluran; Darstellung der myokardialen
Wirkung von Enfluran bei Änderungen von *Temperatur, Kontraktionsfrequenz* und *pH-Wert*)
werden die oben aufgeführten Parameter unter den verschiedenen Gesichtspunkten zusammengefaßt und mit Hilfe eines programmierbaren Tischrechners gemittelt, wobei als Stan-
dardabweichungen die der Mittelwerte mit angegeben werden. Zur Ermittlung der Signifikan-
zen dient der Student-Test für gepaarte Werte.
Siehe hierzu auch die Signifikanztabellen von Seite 55-59.

3 Ergebnisse

3.1 Vergleich der Myokard-Wirkung von Halothan und Enfluran am isolierten Papillarmuskel der Katze

Die Frage, ob das isolierte Myokard geeignet ist, über das grundlagenwissenschaftliche Interesse am myokardialen Wirkmechanismus der Inhalationsanaesthetica hinaus auch Probleme von praktisch-klinischer Bedeutung lösen zu helfen, soll am Beispiel eines Vergleichs zwischen Halothan und Enfluran geklärt werden.
Unter den beschriebenen Versuchsbedingungen wurden deshalb am isolierten Katzenpapillarmuskel für beide Dämpfe Dosis-Wirkungsbeziehungen abgeleitet.

3.1.1 Die Myokardwirkung in Abhängigkeit von den Dampfkonzentrationen in mg%

Durch die in dieser Arbeit erstmals angewandte Methode, Inhalationsanaesthetica nicht als Dämpfe, sondern als gesättigte wässrige Lösungen ins Organbad einzuleiten, werden die Wirkungen primär in Abhängigkeit von der Konzentration der Dämpfe in mg% erfaßt.
Abb. 3 zeigt die aus sechs Versuchen gemittelten Dosis-Wirkungsbeziehungen für die verschiedenen Meßgrößen. Erwartungsgemäß verschlechtern beide Narkotica die kontraktilen Myokardeigenschaften, wobei Halothan ganz offensichtlich schon in einer deutlich niedrigeren Konzentration als Enfluran eine Abnahme der gemessenen Parameter verursacht, d.h. aber, daß vom Halothan der stärkere negativ inotrope bzw. kontraktilitätsmindernde Einfluß ausgeht. In Abb. 3 erkennt man diesen Befund daran, daß z.B. eine Abnahme der Verkürzung um 25% (gestrichelte Linie) unter Halothan schon bei 8,1, unter Enfluran aber erst bei 13,6 mg% vorliegt. Die Äquipotenzrelation lautet für diese Meßgröße mithin 1,9, weil um diesen Faktor nämlich Enfluran gegenüber Halothan höher konzentriert sein muß, damit beide Dämpfe bezüglich dieses Parameters wirkungsgleich sind. Die Äquipotenzrelationen für die anderen Meßgrößen lauten: 2,03 (V_O), 1,78 (K_O) und 1,76 (dk/dt_{max}).
Erwähnenswert ist, daß unter isometrischen Kontraktionsbedingungen (K_O, dk/dt_{max}) *beide* Narkotica schon in deutlich geringeren Konzentrationen eine größere Depression verursachen (stärkere Neigung der Dosis-Wirkungskurven) als bei isotonischem Kontraktionsablauf. Offenbar reagiert das sich isometrisch kontrahierende Myokard besonders empfindlich auf die dampfförmigen Inhalationanaesthetica. Außerdem zeigt sich, daß die Unterschiede zwischen äquipotenten Konzentrationen bei der isometrischen Kontraktion kleiner sind als bei der isotonischen (höhere Äquipotenzrelationen). Beim Übergang vom isotonischen in den isometrischen Kontraktionsmodus scheint Enfluran von einem vergleichsweise stärkeren Zuwachs seiner negativ inotropen Wirkung betroffen zu sein als Halothan. Läßt man jedoch diese Befunde zunächst einmal außer acht, so genügt die Feststellung, daß von Halothan im Mittel eine gegenüber Enfluran fast doppelt so starke Myokarddepression ausgeht.
Für die angewandte Anaesthesie ist diese Feststellung von nur eingeschränkter Bedeutung, weil in der Klinik, aber auch bei Versuchen am intakten Tier, Dosis-Wirkungsbeziehungen von Inhalationsanaesthetica nicht auf der Basis von mg%-Angaben, sondern von Volumen-

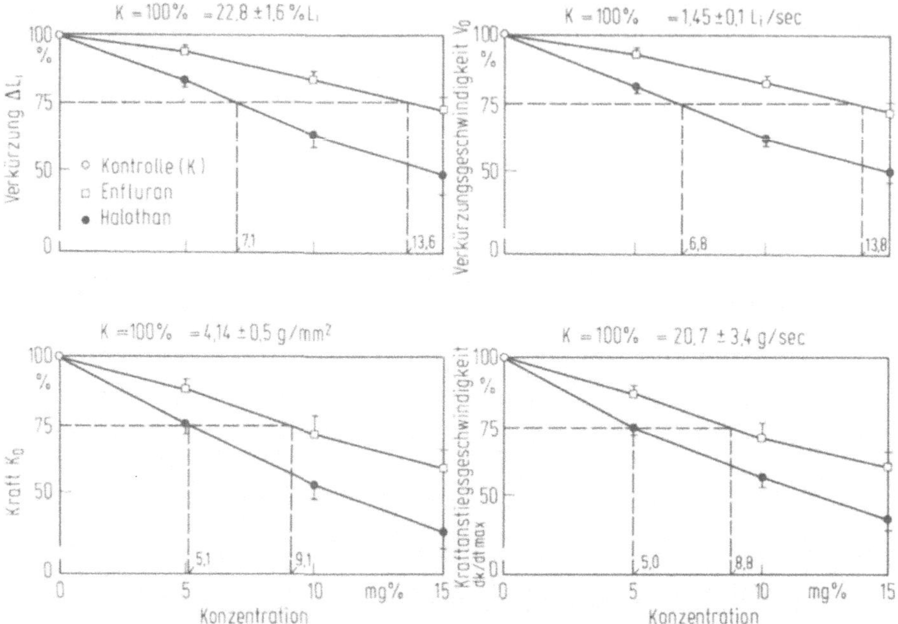

Abb. 3. Darstellung der Dosis-Wirkungsbeziehungen für Halothan und Enfluran auf der Basis der Dampfkonzentrationen in mg % für vier verschiedene Parameter. (n = 6; Temperatur 32°C; Kontraktionsfrequenz 30/min.; preload 0,7 g/mm². Wie man sieht, beeinträchtigen beide Narkotica, allerdings in unterschiedlichem Ausmaß, die kontraktilen Myokardeigenschaften. Vergleicht man auf dem Niveau einer 25%igen Abnahme des jeweiligen Parameters (gestrichelte Linien), so läßt sich z.B. für die Verkürzung (ΔL_i) zeigen, daß dieser Effekt unter Enfluran in einer Konzentration von 13,6 mg %, unter Halothan jedoch schon bei 7,1 mg % erreicht wird. Das besagt, daß Halothan eine fast doppelt so starke Nebenwirkung am Myokard entfaltet wie Enfluran (Äquipotenzrelation 1.9). Man beachte ferner, daß die Dosis-Wirkungskurven, die unter isometrischen Kontraktionsbedingungen zustande gekommen sind (K_o, dk/dt$_{max}$), für *beide* Narkotica stärker geneigt sind, und der Abstand zwischen äquipotenten Konzentrationen kleiner ausfällt als bei ΔL_i und V_o (isotonische Kontraktion). Bei den einzelnen Meßpunkten ist die Standardabweichung des Mittelwertes eingezeichnet. Bezüglich der statistischen Erfassung der Unterschiede siehe Tabelle 6

konzentrationen vorgenommen werden. Außerdem bleibt bei diesem Ergebnis unberücksichtigt, daß die narkotische Potenz beider Dämpfe erheblich von einander abweicht. Wenn Halothan z.B., wie es beim Menschen der Fall ist, eine doppelt so hohe anaesthetische Wirkung entfaltet wie Enfluran, so könnten sich die Unterschiede der zentralnervösen und der myokardialen Effekte der Dämpfe unter klinischen Bedingungen nahezu aufheben, d.h. wenn beide Narkotica in äquianaesthetischer Konzentration verabreicht werden, so dürfte ein Unterschied bezüglich ihrer myokardialen Nebenwirkungen nicht mehr erkennbar sein. Damit ist aber schon die Frage angesprochen, ob aus in-vitro-Versuchen an Papillarmuskeln der Katze überhaupt so weitreichende Schlüsse gezogen werden dürfen.

Doch zunächst sollen die mit der vorliegenden Methodik primär auf mg%-Basis ermittelten Dosis-Wirkungsbeziehungen in die analogen Beziehungen auf der Grundlage von Volumenkonzentrationen umgewandelt werden.

3.1.2 Notwendigkeit und Voraussetzung für die Umwandlung der Dampfkonzentrationen von Gewichts- in Volumeneinheiten (mg% in Vol.%)

Eine Korrektur der oben dargestellten Resultate zur Myokardwirkung von Halothan und Enfluran durch Umwandlung der Dampfkonzentrationen von mg% in Vol.% erweist sich aus folgenden Gründen als unumgänglich: Zum einen werden die Inhalationsanaesthetica unter normalen Bedingungen (intaktes Versuchstier, Mensch) als Dämpfe verabreicht, weshalb ihre Wirkungen üblicherweise in Abhängigkeit von ihrem prozentualen Anteil am Gesamtvolumen des Inhalationsgemisches beschrieben werden. Zum anderen besitzt Enfluran gegenüber Halothan eine *geringere* Wasserlöslichkeit. Wenn also beide Dämpfe unter in-vitro-Bedingungen in gleichen mg%-Konzentrationen vorliegen, so bedeutet das für Enfluran, daß diese Konzentration einem höheren Partialvolumen entspricht. Daraus folgt dann aber auch, daß der Einfluß von Enfluran auf das Myokard – jetzt in Abhängigkeit vom Partialvolumen – kleiner, und damit der Unterschied zu Halothan noch größer wird.

Um nun die notwendige Umwandlung von mg%- in Vol.%-Angaben vornehmen zu können, wird unterstellt, daß die Narkosedämpfe in den üblicherweise vorkommenden niedrigen Konzentrationen den Gesetzen idealer Gase gehorchen, d.h. daß 1 Mol des Dampfes unter Normalbedingungen den Raum von 22,4 l einnimmt. Außerdem benötigt man die Ostwaldschen Löslichkeitskoeffizienten der Dämpfe für Tyrode-Glucose-Lösung. Da insbesondere für Enfluran in der Literatur stark abweichende Angaben gemacht werden *(3, 13, 27, 37, 38, 68)*, bestand eine wesentliche Aufgabe der vorliegenden Arbeit darin, durch eigene gaschromatographische Analysen (Veröffentlichung in Vorbereitung) über einen genügend breiten Temperaturbereich die Löslichkeitskoeffizienten zu bestimmen (Abb. 14, S. 31 in Abschnitt 3.3: „Methodenkritik"). Bei 32°C ergibt sich für Enfluran ein λ-Wert von 0,68 und für Halothan von 0,85. Die Umrechnung erfolgt nach der Beziehung

$$ \text{Vol.\%} = \frac{22,4 \times \dfrac{273 + t°C}{273} \times \text{mg}\,\%}{\text{Mol.-Gew.} \times \lambda} $$

3.1.3 Die Myokardwirkung in Abhängigkeit von den Dampfkonzentrationen in Vol.% (Anteil des Dampfes am Volumen der Gasphase)

Eine genaue Analyse der so ermittelten und in Abb. 4 wiedergegebenen Daten macht deutlich, daß bei dieser Betrachtungsweise die Differenzen zwischen den am Myokard äquieffektiven Halothan- und Enfluran-Konzentrationen erheblich zugenommen haben. So liegen die äquieffektiven Konzentrationen von Enfluran bei den Verkürzungsparametern um den Faktor 2,6 (Δ Li) und 2,7 (V_O) über denen von Halothan, bei den Kraftparametern um den Faktor 2,4 (K_O) und 2,1 (dk/dt_{max}). Es zeigt sich also, daß Halothan eine zwischen 2,1 und 2,7 mal stärkere Myokarddepression verursacht als Enfluran, wenn man die *physikalischen Eigenschaften* der Dämpfe in Rechnung stellt und die äquieffektiven *Volumenkonzentrationen* miteinander vergleicht.

Aus den in Tabelle 3 eingetragenen Volumenkonzentrationen für beide Dämpfe ergibt sich eine durchschnittliche Äquipotenzrelation von 2,5. Dieser Quotient aus den am Myokard äquipotenten Enfluran- zu Halothan-Konzentrationen wird im Zusammenhang mit der Diskussion über die Speciesabhängigkeit von tierexperimentell erzielten Resultaten noch eine wichtige Rolle spielen.

Tabelle 3. Zusammenstellung der eigenen Ergebnisse zur myokardialen Nebenwirkung von Halothan und Enfluran (isolierter Papillarmuskel der Katze). In den Spalten „Hal." und „Enfl." sind in der linken Tabellenhälfte die am Myokard äquipotenten Narkotica-Konzentrationen (mg%, Vol.%) eingetragen, also jene Konzentrationen, die den jeweiligen Parameter um 25% reduzieren; in der rechten Hälfte finden sich Vielfache bzw. Teile der aus den Vol.%-Angaben errechneten MAC-Werte für Katze und Mensch, d.h. daß in diesen Daten zusätzlich noch die (speciesabhängige) narkotische Potenz beider Anaesthetica berücksichtigt wird. Es fällt zunächst einmal auf, daß die Äquipotenzrelationen, also das Verhältnis von äquipotenter Enfluran- zu Halothan-Konzentration, beim Wechsel von mg%- zu Vol.%-Angaben größer werden, weil wegen der geringeren Wasserlöslichkeit von Enfluran gleichen mg%-Werten höhere Enfluran- und niedrigere Halothan-Konzentrationen (Vol.%) entsprechen.

Bei Berücksichtigung der narkotischen Potenz nehmen die Äquipotenzrelationen jedoch wieder ab, denn generell benötigt man für eine gleich tiefe Narkose mehr Enfluran als Halothan. Da die äquinarkotischen Enfluran-Konzentrationen von Katze und Mensch stärker voneinander abweichen als die von Halothan, entfaltet Enfluran bei der Katze und bei äquinarkotischer Dosierung eine gegenüber Halothan um 50 bis 90% geringere myokardiale Nebenwirkung. Diese günstige Eigenschaft von Enfluran verringert sich auf ca. 15%, wenn man die für den Menschen notwendigen Narkotica-Konzentrationen zugrunde legt (Äquipotenzrelation 1,15). Beim Vergleich der äquipotenten Konzentrationen fällt außerdem auf, daß sie bei isotonischer Kontraktion (ΔL_i, V_O) für beide Anaesthetica höher liegen als bei isometrischer. Das stark nachbelastete Myokard reagiert ganz offensichtlich besonders empfindlich auf diese Dämpfe

Meßgröße	Konzentration in mg %			Konzentration in Vol.%			MAC (Katze) 1 MAC Hal. = 0,82 Vol.% 1 MAC Enfl. = 1,2 Vol.%			MAC (Mensch) 1 MAC Hal. = 0,77 Vol.% 1 MAC Enfl. = 1,68 Vol.%		
	Hal.	Enfl.	Äquipot.-Relation	Hal.	Enfl.	Äquipot.-Relation	Hal.	Enfl.	Äquipot.-Relation	Hal.	Enfl.	Äquipot.-Relation
Verkürzung (ΔL_i)	7,1	13,6	1,9	1,1	2,9	2,6	1,3	2,4	1,9	1,4	1,7	1,2
Verkürzungsgeschwindigk. (V_O)	6,8	13,8	2,0	1,1	3,0	2,7	1,3	2,5	1,9	1,4	1,8	1,3
Kraft (K_O)	5,1	9,1	1,8	0,8	1,9	2,4	1,0	1,6	1,6	1,0	1,1	1,1
Kraftanstiegsgeschw. (dk/dt_{max})	5,0	8,8	1,8	0,9	1,9	2,1	1,1	1,6	1,5	1,2	1,1	0,9

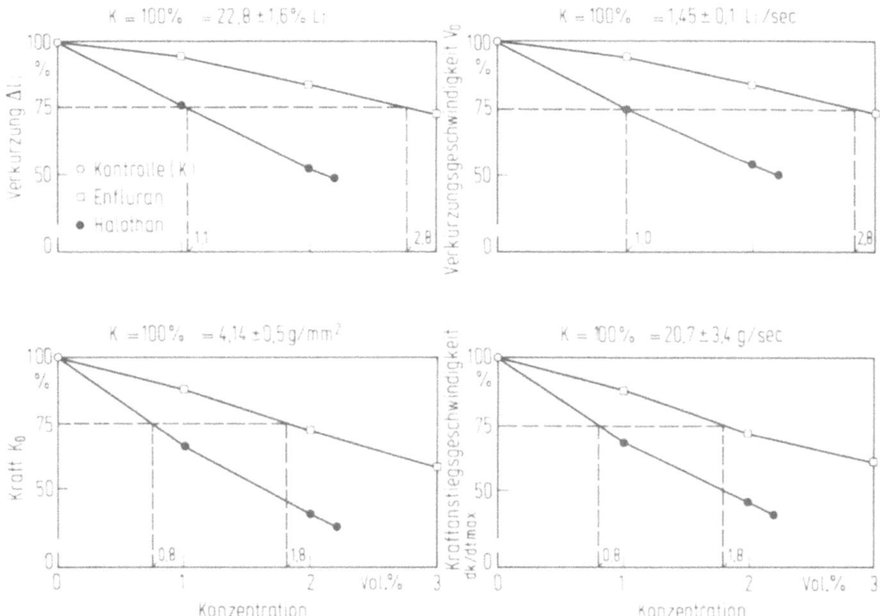

Abb. 4. Darstellung der Dosis-Wirkungsbeziehungen für Halothan und Enfluran auf der Basis von *Volumenkonzentrationen* für vier verschiedene Parameter. Sonstige Bedingungen wie in Abb. 3. Bei dieser Darstellungsweise vergrößert sich der Abstand zwischen den Dosis-Wirkungskurven von Halothan und Enfluran, und zwar einfach aufgrund unterschiedlicher physikalischer Eigenschaften der Dämpfe. So löst sich bei gleicher Temperatur und gleichen Partialvolumina weniger Enfluran in Wasser als Halothan, weshalb gleichen mg%-Werten höhere Enfluran- und niedrigere Halothan-Volumenkonzentrationen entsprechen. Deshalb sind in der vorliegenden Abbildung für alle Meßgrößen die Enfluran-Kurven flacher und die Halothan-Kurven steiler geworden. Dementsprechend haben sich auch die Äquipotenzrelationen vergrößert (siehe Tabelle 3), deren Mittelwert nun 2,5 beträgt. Wenn also bei in-vitro-Versuchen in Analogie zu in-vivo-Experimenten beide Narkotica als Dämpfe verabreicht werden, so benötigt man im Durchschnitt eine 2,5 mal höhere Enfluran-Konzentration im Carbogen-Dampf-Gemisch, um einen zu Halothan gleich starken Myokardeffekt zu erzielen

Als ein weiteres Ergebnis bleibt festzuhalten, daß der von den untersuchten Anaesthetica ausgehende Myokardeffekt bei der isometrischen Kontraktion stärker ausfällt als bei der isotonischen, was sich in der stärkeren Neigung der Dosiswirkungskurven für die Parameter K_O und dk/dt_{max} zu erkennen gibt. Diese Beobachtung weist darauf hin, daß gerade das nachbelastete Myokard besonders empfindlich auf diese Narkosedämpfe reagiert.

3.1.4 Vergleich der Myokardwirkung von Halothan und Enfluran bei Berücksichtigung der unterschiedlichen narkotischen Potenz beider Dämpfe

Ein Ergebnis, nach dem Halothan einen zwei- bis dreimal stärkeren Myokardeffekt besitzt als Enfluran, wird weder durch tierexperimentelle noch durch klinische Untersuchungsergebnisse bestätigt. Das hängt damit zusammen, daß den in-vivo-Vergleichen a priori äquianaesthetische Volumenkonzentrationen zugrunde liegen, Konzentrationen also, mit denen sich gleiche Narkose- bzw. Analgesiestadien erreichen und aufrecht erhalten lassen.

Obgleich es im streng wissenschaftlichen Sinn unzulässig ist, die vorliegenden, in vitro gewonnenen Ergebnisse zwischen Halothan und Enfluran noch nachträglich durch Fakten zu relativieren, die nur für das intakte Tier zutreffen können, soll trotzdem versucht werden, die Resultate über den durch die Methodik festgelegten Rahmen hinaus zu erweitern.

Beim Brückenschlag von in-vitro- zu in-vivo-Bedingungen erweist sich das von Saidman et al. *(57)* speziell für Tierexperimente und für die Klinik entwickelte MAC-Konzept als sehr hilfreich. Diesem Konzept liegt der Gedanke zugrunde, daß die vergleichende Bestimmung von *Neben*-Wirkungen verschiedener Narkotica nur dann sinnvoll ist, wenn man sie auf die jeweilige narkotische Potenz, d.h. auf ihre *Haupt*-Wirkung am ZNS bezieht. Da die Inhalationsanaesthetica über die Lungen vom Organismus aufgenommen werden, setzten Eger et al. *(20a)* statt der Blut- die *alveoläre* Konzentration, bei der eine bestimmte Narkosetiefe erreicht wird, als Maß für ihre narkotische Potenz.

Definitionsgemäß ist die *M*inimale *A*lveoläre *K*onzentration (MAC) jene statistisch ermittelte alveoläre Dampfkonzentration in Vol.%, bei der 50% der Versuchstiere oder Patienten auf einen definierten Schmerzreiz noch oder nicht mehr reagieren. Das MAC-Konzept gründet sich auf der Tatsache, daß im „steady state" die alveoläre Dampfkonzentration, ausgedrückt als Partialvolumen oder, was das Gleiche ist, als Partialdruck, genau übereinstimmt mit dem Partialdruck, unter dem der Dampf in allen Körpergeweben und -flüssigkeiten steht. Der Organismus wird als ein geschlossenes System betrachtet, in dem sich die dampfförmige Phase des Anaestheticums im Alveolarraum im Gleichgewicht mit dem im Körper, insbesondere im Gehirn gelösten Anteil befindet. Damit macht man sich unabhängig von den stark variierenden Löslichkeiten der Inhalationsanaesthetica in Blut, Liquor, Plasma und den zahlreichen Körpergeweben.

Um nun die myokardialen Nebenwirkungen auf der Basis äquianaesthetischer Konzentrationen von Halothan und Enfluran miteinander vergleichen zu können, benötigt man, um zunächst einmal beim gleichen Versuchstier zu bleiben, die MAC-Werte der Katze. Brown und Crout *(8)* haben sie für ihre eigenen Versuche mit isolierten Katzenpapillarmuskeln ermittelt: Um die gleiche definierte Narkosetiefe (Analgesie) zu erzielen, muß im ZNS dieses Versuchstieres der Dampf im Gleichgewicht stehen mit einer alveolären Konzentration von 0,82 Vol.% Halothan bzw. 1,2 Vol.% Enfluran. Wenn also, wie in Tabelle 3 (S. 14) aufgeführt, die Muskelverkürzung durch 1,1 Vol.% Halothan und erst durch 2,9 Vol.% Enfluran um 25% abnimmt, so müssen diese Konzentrationen durch die MAC-Werte dividiert werden, um die unterschiedliche narkotische Potenz beider Dämpfe mit in die Überlegungen einbeziehen zu können. 1,1 Vol.% Halothan entsprechen bei der Katze 1,3 MAC (1,1/0,82) und 2,9 Vol.% Enfluran sind 2,4 MAC (2,9/1,2). Daraus folgt, daß bei diesem Parameter zwischen Halothan und Enfluran erst dann kein Unterschied bezüglich ihrer Myokardeffekte mehr vorliegt, wenn Enfluran in einer Konzentration zugeführt wird, die eine fast doppelt so tiefe Narkose wie Halothan verursacht, was wiederum nichts anderes besagt, als daß Enfluran gegenüber Halothan das wesentlich sicherere Narkoticum ist.

Diese Feststellung gilt, wenn auch in geringerem Umfang selbst dann noch, wenn man die MAC-Werte des Menschen einsetzt. Allerdings tritt bei diesem Vorgehen, dessen Zulässigkeit in Abschnitt 4.4.3 ausführlich besprochen wird, eine deutliche Annäherung zwischen den beiden Dämpfen ein. Am Beispiel der Muskelverkürzung läßt sich demonstrieren (Tabelle 3), daß unter dieser Voraussetzung 1,4 MAC Halothan (1,1/0,77) und 1,7 MAC Enfluran (2,9/1,7) am Myokard die gleiche Wirkung entfalten. Bei den für den Menschen gültigen äquianaesthetischen Dampfkonzentrationen geht mithin von Enfluran nur noch eine ca. 20% (= Faktor 1,2) geringere Myokarddepression aus, während der Unterschied bei der Katze (und bei dem gleichen Parameter) immerhin ca. 90% (= Faktor 1,9) beträgt.

Auch die Differenzen bei den anderen Meßgrößen, die in Tabelle 3 zusammengestellt sind, machen deutlich, in welchem Ausmaß die Versuchsergebnisse von der Verknüpfung der in vitro gewonnenen Daten mit dem MAC-Konzept bestimmt werden.

3.2 Einfluß von Temperatur, Reizfrequenz und pH-Wert auf die Myokardwirkung von Enfluran

3.2.1 Vorbemerkungen

Um das im vorausgegangenen Abschnitt entwickelte Ergebnis zur myokardialen Wirkung von Halothan und Enfluran im Zusammenhang mit den Ergebnissen anderer Untersucher diskutieren zu können, bedarf es noch weiterer Informationen darüber, inwieweit bei Experimenten dieser Art allein schon durch abweichende Versuchsbedingungen Ergebnisse beeinflußbar sind.

Aus Tabelle 2 geht hervor, daß die eigenen Experimente bei einem pH von 7,2 mit einer Reizfrequenz von 30/min und bei einer Temperatur von 32°C durchgeführt wurden. Die anderen Autoren arbeiteten hingegen bei einem pH von 7,4 und bei einer Kontraktionsfolge von 12/min; bezüglich der Temperatur schwanken die Angaben zwischen 22 und 37,5°C. Während, wie noch zu zeigen sein wird, der geringe pH-Unterschied zu vernachlässigen ist, kommt den stärkeren Temperatur- und Frequenzabweichungen eine größere Bedeutung zu.

Die den eigenen Versuchen zugrundegelegte Frequenz von 30/min gründet sich auf der Annahme, daß sie den besten Kompromiß darstellt zwischen der unter in-vivo-Bedingungen höheren Ruhefrequenz des intakten Tieres einerseits und der bei niedrigen Frequenzen zweifellos geringeren Hypoxiegefahr für den Papillarmuskel andererseits. Während nämlich bei schneller Kontraktionsfolge die Möglichkeit besteht, daß wegen der zu schnell ablaufenden Stoffwechselvorgänge ein Mißverhältnis zwischen dem Sauerstoffverbrauch und der Sauerstoffdiffusion eintritt, führen sehr niedrige Reizfrequenzen dazu, daß die von den Inhalationsanaesthetica ausgehenden negativ inotropen Effekte besonders stark ausfallen, wie sich anhand der Befunde von Sugai et al. *(70)*, Shimosato et al. *(59)*, Brown und Crout *(8)* und Kemmotsu *(37)*, die den Papillarmuskel nur 12 mal pro Minute stimulierten, zeigen läßt.

Als wesentlich komplexer erweisen sich die Rückwirkungen der Temperatur auf die mechanischen Eigenschaften des Papillarmuskels; die Ergebnisse einer Versuchsreihe, die der Frage nachgehen soll, ob Enfluran (als Beispiel für ein Inhalationsanaestheticum) dieses Verhalten zu modifizieren vermag, werden im folgenden Abschnitt dargestellt.

3.2.2 Die Bedeutung der Temperatur der Perfusionslösung für die Myokardwirkung von Enfluran

3.2.2.1 Konstante Reizfrequenz. In dieser Versuchsserie soll geklärt werden, inwieweit die myokardiale Wirkung von Enfluran bei konstanter Reizfrequenz durch Temperaturänderungen zu beeinflussen ist.

An insgesamt 7 Papillarmuskeln werden die Wirkungen von drei sich jeweils verdoppelnden Konzentrationen des Anaestheticums bei 27°, 32° und 37°C ermittelt.

3.2.2.1.1 Dampfkonzentrationen in mg%. Betrachtet man zunächst die in Abb. 5 dargestellten Kontraktionseigenschaften des Myokards, so erkennt man den für die verschiedenen Meßgrößen charakteristischen Einfluß der Temperatur. Während die Kontraktilitätsparameter V_O und dk/dt_{max} einen Temperaturanstieg von 27° nach 37°C mit einer Zunahme von 56 bzw. 32% gegenüber der Kontrolle bei 27°C beantworten, findet sich für die Parameter ΔL_i und K_O eine Abnahme von 18 bzw. 20%, d.h. daß sich der Papillarmuskel bei Abkühlung stärker verkürzt und auch eine größere mechanische Spannung entwickelt.

Diese positiv inotrope Kältewirkung ist schon lange bekannt *(25)* und immer wieder Gegenstand von Untersuchungen gewesen, die zu einer Klärung dieses paradoxen Phänomens — negatives Vorzeichen des Q_{10}-Wertes nach der RGT-Regel — beitragen sollten. Kaufmann und Fleckenstein *(35)* betrachten als Ursache dafür die durch Kälteeinwirkung hervorgerufene Verlängerung des Aktionspotentials, dessen Dauer wiederum für den Einstrom von Calcium-Ionen in die Myokardzelle verantwortlich ist.Somit führe Kühlung zu einer Erhöhung des intracellulären Calciumbestandes als Ursache und Voraussetzung für die Steigerung der Kontraktionskraft.

Setzt man nun der Nährlösung Enfluran in steigenden Konzentrationen zu, so verlagern sich die Temperatur-Wirkungskurven als Ausdruck für die negativ inotrope bzw. kontraktilitätsmindernde Wirkung abszissenwärts (Abb. 5). Dabei fällt auf, daß die Kurvenscharen bei ΔL_i und K_O „parallel" zueinander verlaufen. Demgegenüber geht bei den Geschwindigkeitsparametern offensichtlich mit steigenden Enfluran-Konzentrationen die Temperaturabhängigkeit verloren. Es sei daran erinnert, daß bei dem in dieser Arbeit angewandten Verabreichungsverfahren für Inhalationsanaesthetica trotz Temperaturänderungen der Gewichtsanteil (mg%!) und somit auch die Teilchenzahl von Enfluran in der Nährlösung konstant bleiben. Wenn aber bei den Parametern ΔL_i und K_O unabhängig von der jeweiligen Enfluran-Konzentration der Temperatureffekt absolut gleich bleibt, so weist das darauf hin, daß die inotrope Wirkung des Narkoticums um den Effekt der Temperaturerhöhung verstärkt wird bzw. daß Enfluran auf bisher noch ungeklärte Weise dem „positiv inotropen" Abkühlungseffekt entgegenwirkt. Da in der vorliegenden Studie die Aktionspotentiale nicht mit abgeleitet wurden, muß die Frage offen bleiben, ob und auf welchem Wege Enfluran zu einer auch von anderer Seite *(51)* vermuteten Verarmung des Myokards an Calcium beiträgt.

Betrachtet man nun das Verhalten der Geschwindigkeitsparameter V_O und dk/dt_{max}, so spricht der Verlauf der Temperatur-Wirkungskurven dafür, daß unter hohen Enfluran-Konzentrationen die Herzmuskelzelle den Temperaturänderungen nicht mehr folgen kann. Immerhin nähert sich für dk/dt_{max} schon bei einer Dampfkonzentration von 20 mg% der Q_{10}-Wert dem Wert 1,0.

Die hier vorgelegten Befunde basieren darauf, daß Dosis-Wirkungsbeziehungen für Enfluran auf der Grundlage von mg%-Angaben erhoben wurden. Eine solche Möglichkeit besteht unter in-vivo-Bedingungen selten. Um trotzdem auch für sie eine Aussage machen zu können, soll im folgenden eine Umwandlung der vorliegenden Daten auf der Basis von Volumen-Konzentrationen vorgenommen werden. Dabei sind die volumenprozentigen Dampfanteile am Gasgemisch gemeint, mit denen die Perfusionslösung im Gleichgewicht stehen müßte, damit sich äquieffektive mg%-Konzentrationen einstellen.

3.2.2.1.2 Dampfkonzentrationen in Vol.%. Geht man für die verschiedenen Temperaturen von gleichen Partialvolumina aus, so geben sich die daraus resultierenden Änderungen gegenüber der Darstellungsweise in Abb. 5 daran zu erkennen, daß sich in Abb. 6 die Kurven der

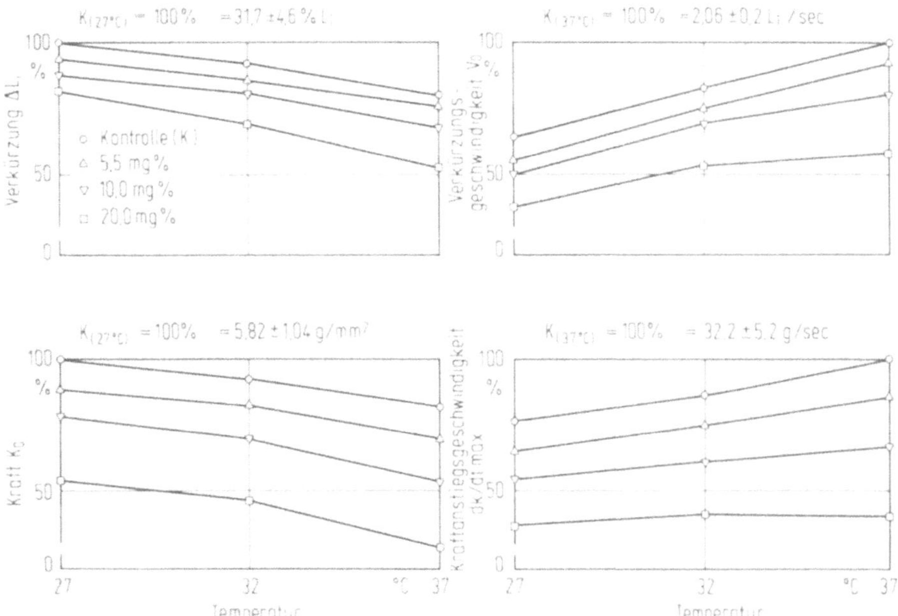

Abb. 5. Temperatur-Wirkungskurven unter drei ansteigenden Enfluran-*Konzentrationen in mg%* (n = 6; Kontraktionsfrequenz 30/min; pH 7,2; preload 0,7 g/mm^2). Wird der Nährlösung in steigenden Konzentrationen Enfluran zugesetzt, so beobachtet man bei den Meßgrößen ΔL_i und K_O eine „Parallelverschiebung" der Temperatur-Wirkungskurven, d.h. daß der Enfluran-Effekt absolut betrachtet unabhängig von der Temperatur konstant bleibt, er sich dem Temperatureffekt sozusagen hinzuaddiert. Ein anderes Bild bietet sich bei den Parametern V_O und dk/dt $_{max}$. Hier geht mit höheren Enfluran-Konzentrationen die Temperaturabhängigkeit verloren. So beeinflußt offensichtlich schon eine Konzentration von 20 mg% Enfluran (dk/dt max) die im Myokard ablaufenden Stoffwechselprozesse so nachhaltig, daß Temperaturänderungen vom Myokard nicht mehr beantwortet werden. Weitere Erläuterungen hierzu im Text. Statistische Erfassung der Unterschiede siehe Tabelle 7

Parameter ΔL_i und K_O bei Erwärmung nähern, während man bei V_O und dk/dt$_{max}$ eine Parallelverschiebung beobachtet. Dieser scheinbare Widerspruch zu den auf S. 18 beschriebenen Befunden hängt einfach damit zusammen, daß bei der jetzt gewählten Darstellungsweise zwar konstante Volumen-Konzentrationen vorliegen, denen aber wegen des temperaturabhängigen Löslichkeitskoeffizienten von Enfluran kontinuierlich sich ändernde Dampfkonzentrationen in der Nährlösung und im Myoplasma entsprechen.
Ziel dieser Untersuchungen ist es, eine Antwort auf die Frage zu finden, ob allein die von Untersucher zu Untersucher wechselnden Temperaturen, bei denen die Versuche an isolierten Papillarmuskeln vorgenommen werden, Ursache für divergierende Ergebnisse sein könnten. Da auf den bei einer bestimmten Temperatur gemessenen Kontrollwert alle wirkstoffabhängigen Änderungen bezogen werden, ist zu prüfen, ob die prozentualen Änderungen bei steigenden Dampfkonzentrationen gegenüber den Kontrollbedingungen bei der jeweiligen Temperatur von einander abweichen. Wie aus Abb. 7 hervorgeht, ist dies bei der Muskelverkürzung und der maximal entwickelten Kraft nicht der Fall, denn die Werte für gleiche Temperaturen und verschiedene Konzentrationen liegen sehr dicht beieinander. Allein die etwas einheitlichere

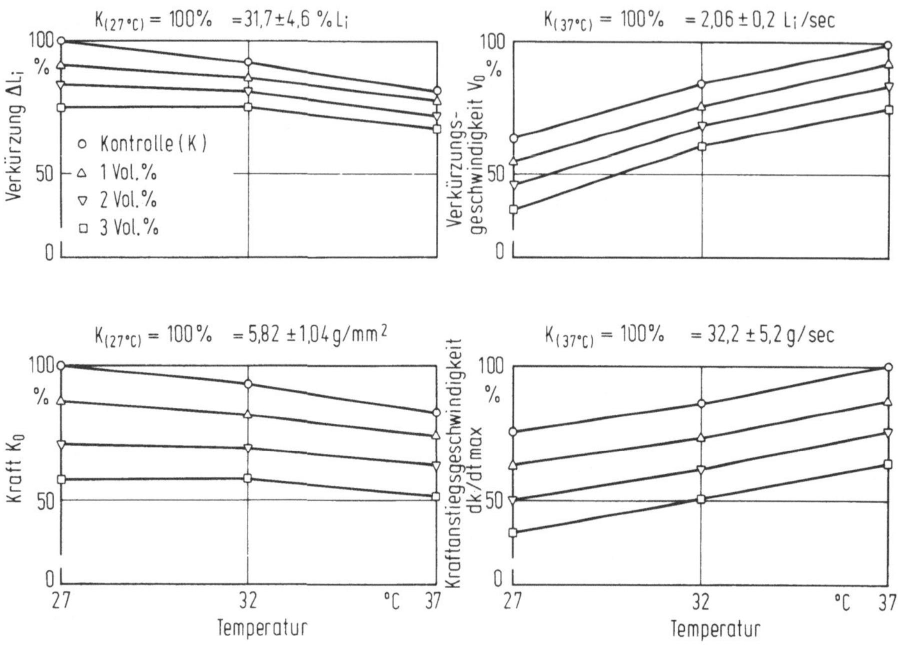

Abb. 6. Temperatur-Wirkungskurven unter drei ansteigenden Enfluran-*Konzentrationen in Vol.%*. Sonstige Bedingungen wie in Abb. 5. Diese Darstellungsweise, wie sie pharmakologischen Untersuchungen mit Inhalationsanaesthetica unter in-vivo-Bedingungen zugrundeliegen würde, führt nunmehr zu einer „Parallelverschiebung" der Kurven bei den Geschwindigkeitsparametern V_O und dk/dt_{max}, während bei den Meßgrößen ΔL_i und K_O mit ansteigenden Enfluran-Konzentrationen der Einfluß der Temperatur immer geringer wird. Das hängt damit zusammen, daß den einzelnen Volumenkonzentrationen, obgleich sie über den gesamten Temperaturbereich konstant bleiben, kontinuierlich sich ändernde Narkosedampf-Konzentrationen (mg%) in der Nährlösung und im Myokard entsprechen, weil die Löslichkeit von Enfluran wie auch anderer dampfförmiger Anaesthetica temperaturabhängig ist. Das bedeutet z.B. für K_O, daß unter dem Einfluß von 3 Vol.% Enfluran bei Erwärmung kaum eine Änderung eintritt, weil der zu erwartende „negativ inotrope" Erwärmungseffekt mit einer Abnahme des durch Enfluran induzierten negativ inotropen Effektes als Folge einer sich verringernden Dampflöslichkeit einhergeht und sich beide Vorgänge gegenseitig aufheben. Demgegenüber sind V_O und dk/dt_{max} auch in Gegenwart von 3 Vol.% Enfluran durch Temperaturerhöhung noch zu steigern, weil die chemisch-enzymatischen Prozesse bei gleichzeitiger Verminderung der Teilchenzahl in Nährlösung und Muskelgewebe beschleunigt werden

Verteilung der einzelnen Werte bei der Verkürzungs- und maximalen Kraftanstiegsgeschwindigkeit weist darauf hin, daß bei niedriger Temperatur die relative Änderung gegenüber der Kontrolle eher etwas größer ausfällt als bei höheren Temperaturen. Solange also verschiedene Untersucher bei übereinstimmenden Kontraktionsfrequenzen, jedoch bei unterschiedlichen Temperaturen arbeiten, sind abweichende Resultate bezüglich der eine definierte Myokard-Depression auslösenden Dampfkonzentrationen nur bei den Geschwindigkeitsparametern zu erwarten. Betrachtet man z.B. die Verkürzungsgeschwindigkeit, so sind bei 27°, 32° und 37°C folgende Enfluran-Konzentrationen wirkungsgleich: 1,9, 2,6 und 3,2 Vol.%. Stets verursachen diese Mengen eine 25%ige Abnahme der genannten Meßgröße. Je höher also die Temperatur im Organbad, um so höher muß auch die Dampfkonzentration sein, um den gleichen Effekt zu besitzen, um so nebenwirkungsärmer muß einem Untersucher bei höheren Temperaturen Enfluran erscheinen.

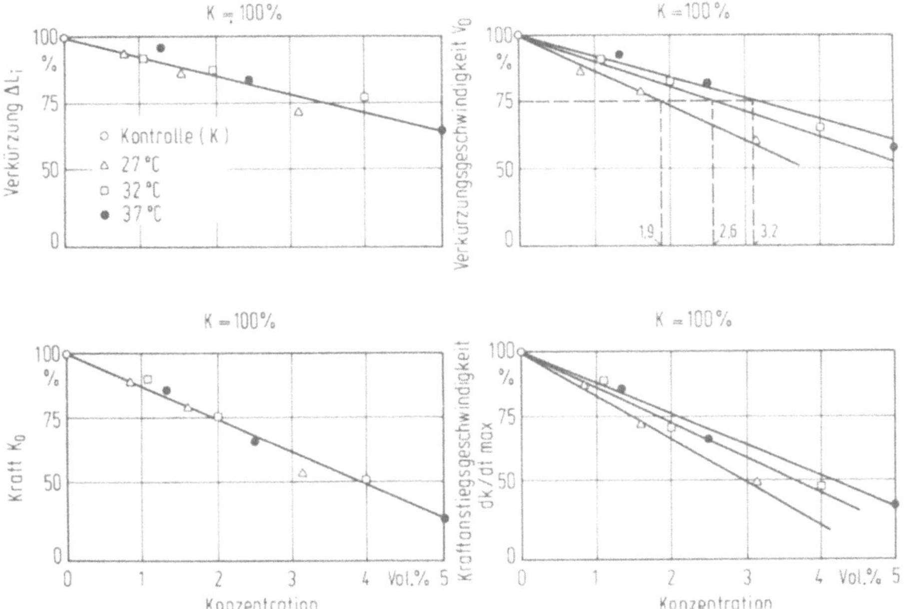

Abb. 7. Dosis-Wirkungsbeziehungen für Enfluran (Vol.%) bei 27°, 32° und 37°C (n = 6; Kontraktionsfrequenz 30/min; pH 7,2; preload 0,7 g/mm^2). Zur Darstellung gelangen die *relativen* Änderungen der verschiedenen Kontraktilitätsparameter, indem sie auf die bei der jeweiligen Temperatur gemessene Kontrolle bezogen werden. Es wird deutlich, daß die Temperatur auf die prozentuale Änderung der Parameter ΔL_i u. K_0 keinen Einfluß besitzt, und zwar deshalb nicht, weil die bei Abkühlung verbesserte Löslichkeit von Enfluran von der positiv inotropen Wirkung der Abkühlung ausgeglichen wird. Demgegenüber liegt bei den Geschwindigkeitsparametern durchaus eine solche Temperaturabhängigkeit vor; denn bei der Verkürzungsgeschwindigkeit V_0 erweisen sich z.B. bei 27°, 32°, und 37°C die Enfluran-Konzentrationen 1,9, 2,6 und 3,2 Vol.% als wirkungsgleich (25%ige Reduktion gegenüber Kontrollwert). Daraus folgt, daß Untersucher, die in-vitro-Experimente bei niedrigen Temperaturen durchführen, die Wirkungen von dampfförmigen Inhalationsanaesthetica auf die Myokard-Kontraktilität überschätzen, weil sie bei vergleichsweise geringen Volumenkonzentrationen schon gleich starke Wirkungen beobachten, wie sie bei „Körpertemperatur" erst durch höhere Konzentrationen erreicht werden

In diesem Befund kommt nichts anderes zum Ausdruck, als daß der Löslichkeitskoeffizient für Enfluran temperaturabhängig ist, und zwar nimmt er mit steigender Temperatur ab. Deshalb muß beispielsweise bei einer Erhöhung der Temperatur um 5°C die Enfluran-Konzentration um ca. 0,7 Vol.% heraufgesetzt werden, um die verschlechterte Löslichkeit dieses Dampfes auszugleichen und eine konstante Kontraktilitätseinbuße aufrecht zu erhalten.
Man vergegenwärtige sich noch einmal, daß die Dampfkonzentrationen von 1,9, 2,6 und 3,2 Vol.% bei 27°, 32° und 37°C stets einer gleichbleibenden Dampfkonzentration von ca. 12,6 mg% und damit auch einer gleichbleibenden Teilchenzahl in der Nährlösung entsprechen.
Das heißt aber, daß die *prozentuale* Abnahme der Verkürzungsgeschwindigkeit unter Enfluran nur durch die Teilchenzahl des Narkoticums in der Närlösung, nicht jedoch durch die jeweils vorliegende Temperatur bestimmt wird. Die Wirkung von Enfluran gehorcht also — was die Geschwindigkeitsparameter anbelangt — durchaus den von anderen Pharmaka her bekannten Dosis-Wirkungsbeziehungen auf der Basis von Gewichts- oder Teilchenkonzentrationen

(mg%; mmol/l). Allein die Notwendigkeit, Inhalationsanaesthetica üblicherweise als Gase bzw. Dämpfe verabreichen zu müssen, wirft zusätzliche Probleme auf (Berücksichtigung der Gasgesetze, Kenntnis der Löslichkeitskoeffizienten).

Nach diesen Erläuterungen wird nun aber auch verständlich, warum für die Parameter ΔL_i und K_O Temperatur-Dosis-Wirkungsbeziehungen nicht zutreffen, wenn man die gemessenen Effekte auf die zur jeweiligen Temperatur gehörigen Kontrollen bezieht. Wie nämlich aus Abb. 7 hervorgeht, gehört unabhängig von der Temperatur zu einer bestimmten Wirkung nur eine bestimmte Enfluran-Konzentration in Vol.%. Das hängt damit zusammen, daß bei der Abkühlung und der damit verbundenen besseren Löslichkeit dieses Dampfes dessen Teilchenzahl im wässrigen Medium und damit seine negativ inotrope Wirkung zufällig um den gleichen Betrag zunimmt wie die positiv inotrope Maßnahme der Abkühlung, so daß sich im Falle von Enfluran beide Vorgänge gegenseitig aufheben.

3.2.2.2 Die Bedeutung von Temperatur- und Reizfrequenzänderung für die Myokardwirkung von Enfluran. Wie aus Abb. 7 hervorgeht, lassen nur die Geschwindigkeitsparameter V_O und dk/dt_{max} unter Enfluran-Einfluß auch dann noch eine Temperaturabhängigkeit erkennen, wenn man die Änderungen auf die jeweiligen Kontrollen bezieht (relative Änderungen). Diese Abhängigkeit gilt für die Muskelverkürzung (ΔL_i) und die entwickelte Kraft (K_O) erst dann, wenn man mit der Temperatur auch die Reizfrequenz variiert. Dieses kombinierte Vorgehen kommt den in-vivo-Bedingungen näher, denn hier wird Temperaturwechsel immer auch von einem Frequenzwechsel begleitet. Aber auch für in-vitro-Experimente ist es wichtig zu wissen, wie sich z.B. niedrige Temperaturen *und* Kontraktionsfrequenzen gemeinsam auf die Wirkung von Inhalationsanaesthetica auswirken.

Aus diesem Grund wird in einer zweiten Versuchsserie innerhalb eines Bereiches von 22° bis 32°C die Reizfrequenz der jeweiligen Temperatur „angepaßt". Ausgehend von den bisherigen Versuchsbedingungen, bei denen der Papillarmuskel bei 32°C 30 mal in der Minute gereizt wurde, liegt in dieser Serie bei 22°C eine Reizfolge von 15 und bei 27°C eine von 21 pro Minute vor. Unter diesen abgewandelten Versuchsbedingungen besteht, wie Abb. 8 veranschaulicht, für *alle* Parameter — also auch für ΔL_i und K_O — eine positive Verknüpfung mit der Temperatur, d.h. ihr Anstieg verursacht auch eine Zunahme der jeweiligen Meßgröße. Dabei fällt diese Zunahme, absolut betrachtet, wesentlich stärker aus als bei konstanter Frequenz. Das hängt zweifellos damit zusammen, daß sich zur Temperaturwirkung am Myokard der in Abschnitt 3.2.3 zu beschreibende Effekt einer Frequenzerhöhung addiert. Die positiv inotrope Wirkung der Frequenzsteigerung setzt sich dabei so stark durch, daß die „negativ inotrope Wärmewirkung" bei der Verkürzung und Spannungsentwicklung des Muskels dahinter zurückbleibt. Deshalb erreichen $\Delta L_i\%$ und K_O wie vorher schon V_O und dk/dt_{max} bei niedriger Temperatur (und Frequenz) einen Minimal- und bei hoher Temperatur (und Frequenz) einen Maximalwert. Normiert man über den gesamten Temperaturbereich, indem man die Kontrollen für die jeweilige Temperatur gleich 100 setzt (Abb. 9), so wird deutlich, daß die prozentualen Abweichungen für alle Meßgrößen mit sinkender Temperatur zunehmen. Enfluran entfaltet also erst dann eine nicht nur absolut, sondern auch relativ stärkere negativ inotrope Wirkung am isolierten Myokard, wenn die Versuche bei vergleichsweise niedriger Temperatur *und* entsprechend niedriger Kontraktionsfrequenz durchgeführt werden.

Die eingangs gestellte Frage läßt sich deshalb dahingehend beantworten, daß die Wahl der Temperatur durchaus die quantitativen Versuchsergebnisse zu beeinflussen vermag. So würde beispielsweise ein Untersucher, der die myokardiale Wirkung von Enfluran bei 22°C und 15 Kontraktionen pro Minute bestimmt, einen zwei- bis dreimal stärkeren negativ inotropen

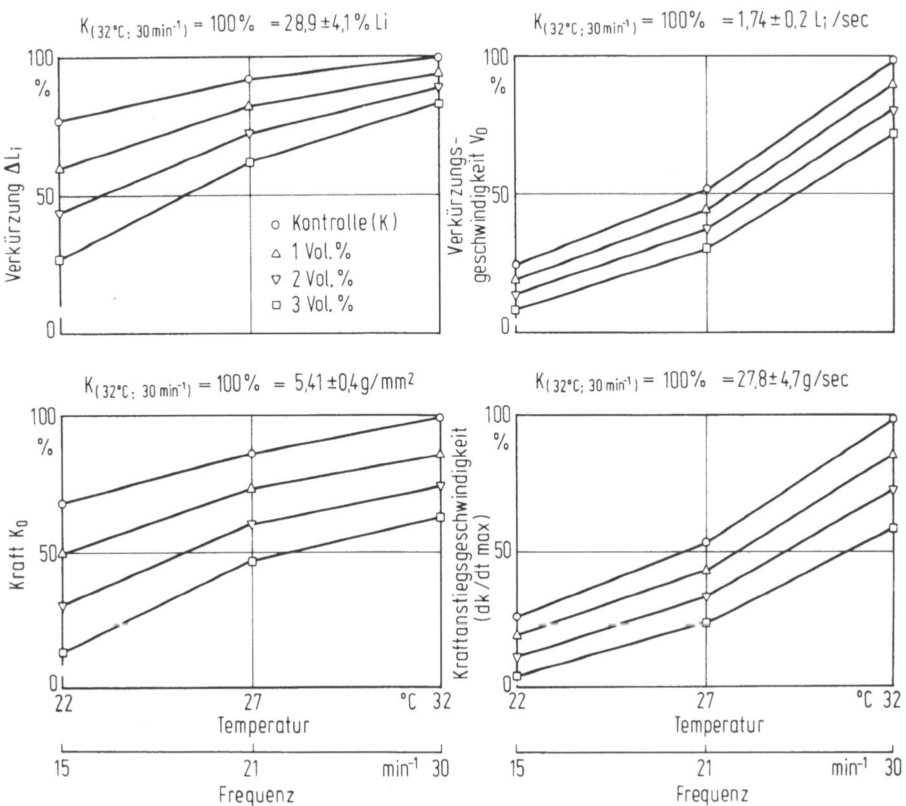

Abb. 8. Temperatur-Frequenz-Wirkungskurven unter drei ansteigenden Enfluran-Konzentrationen in Vol.%; n = 5 (22° u. 27°C), n = 6 (32°C); Kontraktionsfrequenz: 15/min (22°C), 21/min (27°) und 30/min (32°C); pH 7,2; preload 0,7 g/mm². Bei dieser Versuchsserie wurde in Anlehnung an die RGT-Regel die Frequenz der jeweiligen Temperatur im Organbad „angepaßt", um zeigen zu können, wie sehr Temperatur- *und* Frequenzänderungen die Ergebnisse solcher in-vitro-Experimente zu beeinflussen vermögen. Man erkennt für alle Parameter die positive Verknüpfung mit der Temperatur, d.h. daß sich jetzt nicht nur V_0 und dk/dt max durch Erwärmung steigern lassen, sondern auch ΔL_i und K_0. Der positiv inotrope Frequenzeffekt setzt sich zweifellos gegenüber dem negativ inotropen Effekt der Temperaturerhöhung stärker durch (siehe ΔL_i und K_0). Statistische Erfassung der Unterschiede siehe Tabelle 8

bzw. kontraktilitätsmindernden Effekt messen, als wenn die gleichen Versuche bei 32°C und 30 Kontraktionen pro Minute vorgenommen würden.

3.2.3 Einfluß der Kontraktionsfrequenz des Papillarmuskels auf die negativ inotrope Wirkung von Enfluran

Der positiv inotrope bzw. kontraktilitätssteigernde Effekt, der von einer Erhöhung der Kontraktionsfrequenz ausgeht, ist schon lange bekannt und als sog. „staircase"- bzw. „Treppen"-Phänomen in die Literatur eingegangen. Während Sonnenblick *(66, 67)* anhand seiner Resultate zu dem Schluß kommt, daß die maximale Verkürzungsgeschwindigkeit V_{max} von einer Frequenzsteigerung stärker betroffen ist als die maximal entwickelte Kraft (K_0), gelangen Edman und Nilsson *(18)* zu der Überzeugung, daß beide Grundeigenschaften des Myokards, nämlich mechanische Kraft zu entwickeln und sich zu verkürzen, von dieser inotropen Maß-

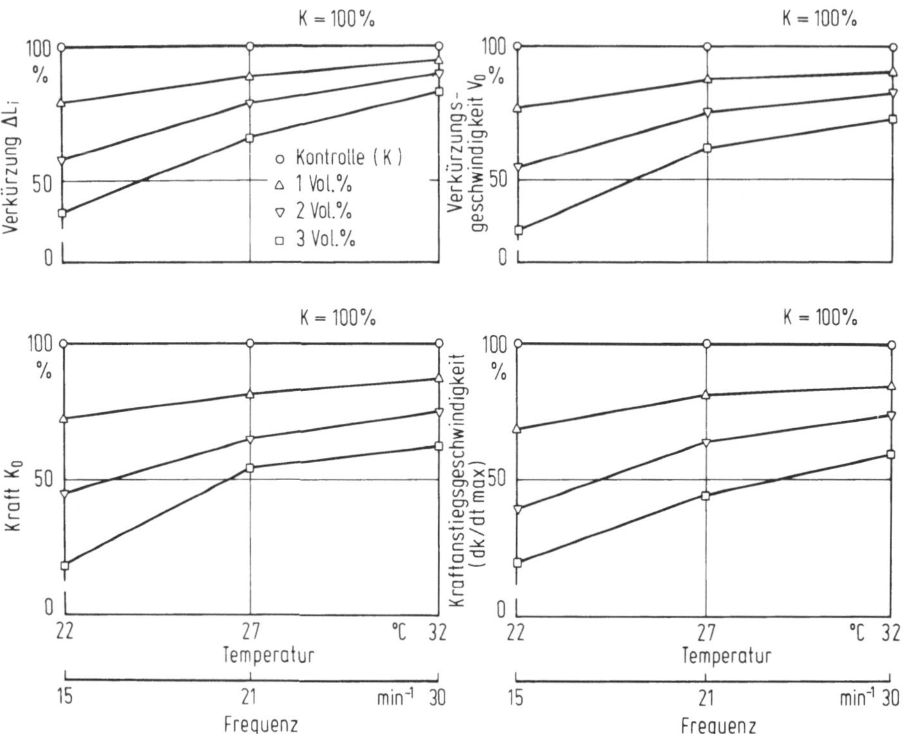

Abb. 9. Temperatur-Frequenz-Wirkungsbeziehungen für drei ansteigende Enfluran-Konzentrationen in Vol.%. Temperatur (Frequenz): $22°C$ (15/min), $27°C$ (21/min) und $32°C$ (30/min). Eingezeichnet sind die prozentualen Änderungen unter Enfluran (Kontrollen = 100). Die Abbildung veranschaulicht, daß durch in-vitro-Experimente mit isolierten Papillarmuskeln bei $22°C$ und einer Kontraktionsfolge von 15/min für Enfluran ein zwei- bis dreimal stärkerer Myokardeffekt nachgewiesen wird als bei $32°C$ und einer Kontraktionsfrequenz von 30/min

nahme in gleichem Umfange betroffen sind. Der Frage nachgehend, warum denn überhaupt das Myokard auf eine Frequenzzunahme in dieser Weise reagiert, entwickelten Kaufmann et al. *(36)* folgende Erklärungsmöglichkeit: Der Calcium-Einstrom vom Extracellulärraum ins Myoplasma ist in erster Linie abhängig von der Zeitsumme der oberhalb vom Schwellenwert gemessenen Dauer mehrerer, innerhalb einer bestimmten Zeitspanne erfolgender Depolarisationen. Bei Frequenzerhöhung nimmt zwar die Dauer der einzelnen Depolarisation ab, doch wegen der pro Zeiteinheit häufiger ablaufenden Depolarisationen nimmt die Zeitsumme zu. Das hat einen Anstieg des myoplasmatischen Calcium-Gehaltes zur Folge, der seinerseits wiederum die Größe des „active state" wiederspiegelt.

Die eigenen an insgesamt 7 Papillarmuskeln vorgenommenen Messungen lassen für alle Parameter das sog. „staircase"- oder „Treppen-"Phänomen erkennen, d.h. eine dreimal wiederholte Verdoppelung der Kontraktionsfrequenz hat eine stufenweise Erhöhung der Kontraktilität zur Folge (Abb. 10). Allerdings unterscheiden sich ΔL_i und K_O einerseits und V_O und dk/dt max andererseits hinsichtlich ihres Verhaltens gegenüber Frequenzzunahme. Während sich die Muskel-Verkürzung und die maximal entwickelte Kraft noch innerhalb des untersuchten Frequenzbereichs offensichtlich einer „Sättigungsfrequenz" nähern (die Zuwachsrate beim Wechsel von 0,5 nach 1,0 Hz liegt für ΔL_i bei weniger als 1%, für K_O bei 3%) darf man bei

V_O und dk/dt_{max} aufgrund des Kurvenverlaufs davon ausgehen, daß auch Kontraktionsfolgen von über 60/min mit einem deutlichen Geschwindigkeitsanstieg einhergehen. In den Kraft-Geschwindigkeitsbeziehungen kommt diese Tatsache darin zum Ausdruck, daß Frequenzzunahme weniger eine „Parallelverschiebung" als vielmehr eine stärkere Aufrichtung der hyperbolischen Kurven bewirkt.

Interessant ist nun die Beobachtung, daß sich an diesen Vorgängen unter dem Einfluß von Enfluran offensichtlich nichts wesentliches ändert (Abb. 10). Erwartungsgemäß verursacht das Anaestheticum eine dosisabhängige Reduktion aller Meßgrößen, doch geht Frequenzanstieg nach wie vor mit einem positiven Treppen-Phänomen einher. Wie sich das im einzelnen auswirkt, sei am Beispiel der maximalen Kraftentwicklung (Abb. 10) demonstriert: Ausgehend vom Kontrollwert bei 1 Hz läßt sich eine viertelmaximale (25%ige) Abnahme dieses Parameters erreichen, indem man die Frequenz von 60/min auf 6/min vermindert. Einen gleichwertigen Effekt erzielt man mit 0,9 Vol.% Enfluran bei einer Folge von 14 oder mit 2 Vol.% bei einer Folge von 49 Kontraktionen pro min. Demnach läßt sich die Wirkung von 1 Vol.% Enfluran unter den gegebenen Versuchsbedingungen durch Verdoppelung der Reizfrequenz, der Effekt von 2 Vol.% durch eine Verdreifachung kompensieren. Auch für die übrigen Parameter gilt unter ähnlichen Bedingungen, daß die Wirkung von 0,9 Vol.% Enfluran annähernd durch eine Verdoppelung, 2 Vol.% durch eine weitere Steigerung der Frequenz um das 1,3- bis 2,7-fache ausgeglichen werden kann (Abb. 10).

Wählt man eine andere Betrachtungsweise, indem man die durch verschiedene Frequenzen und Enfluran-Konzentrationen verursachten Änderungen statt auf den Kontrollwert bei 1 Hz auf den für jede Konzentrationskurve bei 1 Hz errechneten Maximalwert bezieht, so läßt sich noch eindrucksvoller nachweisen, welche Bedeutung der Frequenz für das Ausmaß der Myokardwirkung von Enfluran zukommt. Betrachtet man z.B. die 4-Vol.%-Kurven, so steigert eine Frequenzerhöhung von 7,5 (0,125 Hz) nach 60 (1 Hz) Kontraktionen pro Minute die Muskelverkürzung (ΔL_i) um 61% und die Verkürzungsgeschwindigkeit (V_O) um 66%; für die maximal entwickelte Kraft (K_O) und die maximale Kraftanstiegsgeschwindigkeit (dk/dt_{max}) errechnen sich Zuwachsraten von 100 bzw. 149%. An dieser Stelle sei an die in Abschnitt 3.1.3 und in Abb. 3 beschriebenen Versuchsergebnisse erinnert, wonach sowohl Enfluran als auch Halothan besonders nachhaltig die Leistung des sich isometrisch kontrahierenden Myokards verschlechterten.

Auch diese Versuchsserie liefert einen deutlichen Hinweis dafür, daß die Verkürzungsparameter und die Kraftparameter auf Enfluran in unterschiedlicher Weise reagieren. Die Eigenschaften des isolierten Papillarmuskels, die durch Enfluran am stärksten in Mitleidenschaft gezogen werden, also die Kraft bzw. Spannung erzeugenden Prozesse, erfahren unter Frequenzzunahme die markanteste Steigerung.

Um schließlich noch die Frage beantworten zu können, ob die durch Erhöhung der Enfluran-Konzentration bedingten *relativen* Änderungen für jede der untersuchten Frequenzen gleich bleiben oder nicht, werden, wie in Abb. 11 geschehen, die Kontrollen für jede Frequenz auf 100 gesetzt. Es wird deutlich, daß sich insbesondere für K_O und dk/dt_{max} bei niedrigen Frequenzen der Einfluß von Enfluran besonders stark bemerkbar macht. ΔL_i und V_O verhalten sich in dieser Hinsicht weniger eindrucksvoll; trotzdem läßt sich vor allem bei der hohen Enfluran-Konzentration eine ähnliche Tendenz feststellen. Die Frage nach der Bedeutung der Reizfrequenz für die am isolierten Papillarmuskel gewonnenen quantitativen Ergebnisse bezüglich der Wirkung von Enfluran — zweifellos auch anderer dampfförmiger Anaesthetica — kann dahingehend beantwortet werden, daß diese Dämpfe bei niedrigen Frequenzen die mechanischen Eigenschaften des Myokards besonders nachteilig beeinflussen.

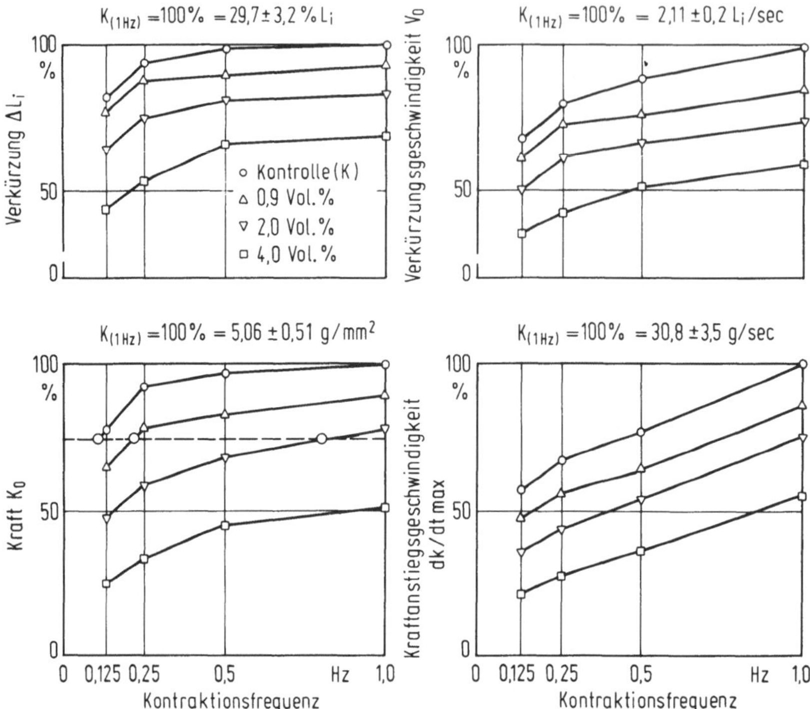

Abb. 10. Frequenz-Wirkungsbeziehungen des isolierten Katzenpapillarmuskels unter drei Volumenkonzentrationen von Enfluran (n = 7; Temperatur 32°C; pH 7,2; preload 0,7 g/mm²). Man erkennt für alle Meßgrößen das sog. Treppen-Phänomen, d.h. Frequenzsteigerung bewirkt eine Zunahme der Myokardkontraktilität. Unter dem Einfluß von Enfluran verlagern sich die Kurven als Ausdruck des negativ inotropen Effektes abszissenwärts. Bemerkenswerterweise bleibt dabei jedoch das Treppenphänomen quantitativ erhalten.

Dieser wichtige Befund sei am Beispiel der maximal entwickelten Kraft K_0 genauer beschrieben: Die Linie auf Höhe des 25%-Depressionsniveaus schneidet an den mit 0 gekennzeichneten Stellen drei Frequenz-Wirkungskurven. Ausgehend von einer Frequenz von 6/min läßt sich die Myokardwirkung von ca. 1 Vol.% Enfluran durch eine Verdoppelung (14/min) und die von 2 Vol.% durch eine nochmalige Verdreifachung (49/min) der Frequenz kompensieren. Statistische Erfassung der Unterschiede siehe Tabelle 9

Es ist also zu erwarten, daß die in Tabelle 2 zusammengefaßten Untersuchergruppen, die ihre Experimente bei Frequenzen von 12/min durchführen, besonders starke, von den Inhalationsanaesthetica ausgehende Myokardeffekte beobachten.

3.2.4 Die Myokardwirkung von Enfluran und Halothan in Abhängigkeit vom pH-Wert der Perfusionslösung

In dieser Versuchsserie soll geprüft werden,

1. in welcher Weise pH-Änderungen die Myokardwirkung von halogenierten Inhalationsanaesthetica zu modifizieren vermögen,
2. ob bezüglich der pH-Abhängigkeit dieser Effekte Unterschiede zwischen Halothan und Enfluran bestehen und

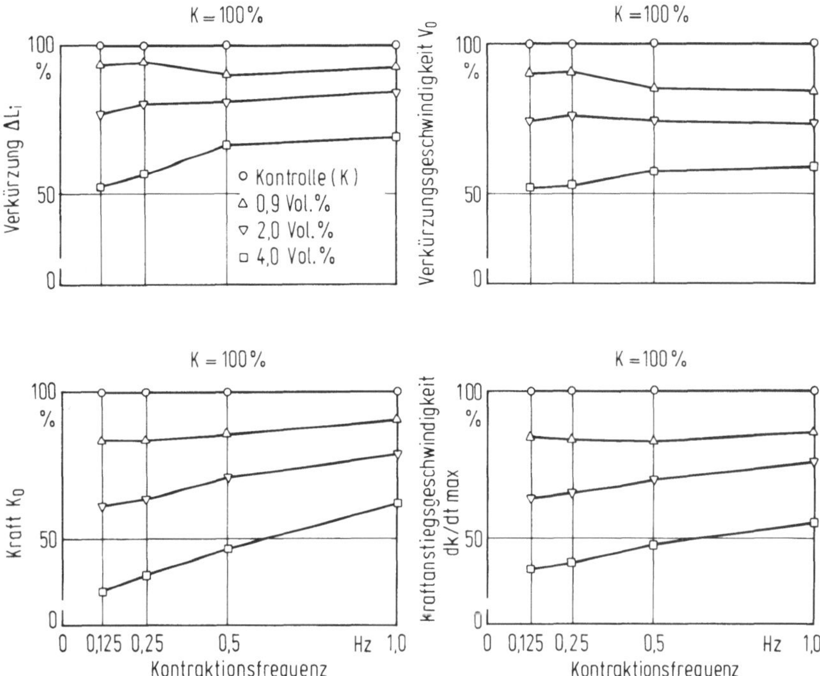

Abb. 11. Frequenz-Wirkungskurven des isolierten Katzenpapillarmuskels unter drei sich verdoppelnden Volumenkonzentrationen von Enfluran. Versuchsbedingungen wie für Abb. 10 beschrieben. Dargestellt sind die prozentualen Änderungen der Kontraktilitätsparameter gegenüber den bei den angegebenen Frequenzen gemessenen Kontrollen.
Bei isometrischer Kontraktion (K_0; dk/dt_{max}) fallen die relativen Abweichungen unter Enfluran bei niedrigen Reizfrequenzen sehr viel stärker ins Gewicht als bei der isotonischen Kontraktion (ΔL_i, V_0), bei der erst unter dem Einfluß von 4 Vol.% deutlich wird, daß der Papillarmuskel generell bei niedrigen Frequenzen durch Enfluran besonders nachhaltig beeinflußt wird. Untersucher, die also Experimente dieser Art bei niedrigen Kontraktionsfrequenzen (z.B. 12/min) ausführen, beobachten deshalb stärkere Myokardeffekte unter Enfluran, als sie bei 30/min vorliegen

3. ob die Tatsache, daß die eigenen Versuche bei einem pH von 7,2 und die anderer Autoren bei pH 7,4 (siehe Tabelle 2) durchgeführt wurden, für abweichende Ergebnisse verantwortlich zu machen ist.

Zu diesem Zweck wurden an insgesamt neun Papillarmuskeln innerhalb eines pH-Bereiches von 6,6 bis 7,6 entsprechende Versuche vorgenommen, wobei Enfluran in einer konstanten Konzentration von 16,3 mg% (entsprechend 3,3 Vol.% bei 32°C) und Halothan in einer Konzentration von 8,4 mg% (1,3 Vol.% bei 32°C) der Tyrode-Glucose-Lösung beigemischt wurden. In drei weiteren Versuchen gelang es, an jeweils ein und demselben Papillarmuskel die Wirkung von Enfluran und Halothan zu studieren. In Abb. 12 sind nur die Daten aus diesen drei Versuchen zusammengefaßt, weil allein sie einen echten Vergleich zwischen den beiden Narkotica ermöglichen. Da die hier dargestellten Ergebnisse darüber hinaus auch die Ergebnisse aller neun Versuche weitestgehend repräsentieren, wird auf eine nur wiederholende graphische Darstellung der Resultate aller Experimente verzichtet.
Die Konzentrationen von Halothan und Enfluran wurden bewußt so gewählt, daß sie bezüglich ihrer Myokarddepression annähernd äquipotent sind. Würden also beide Anaesthetica un-

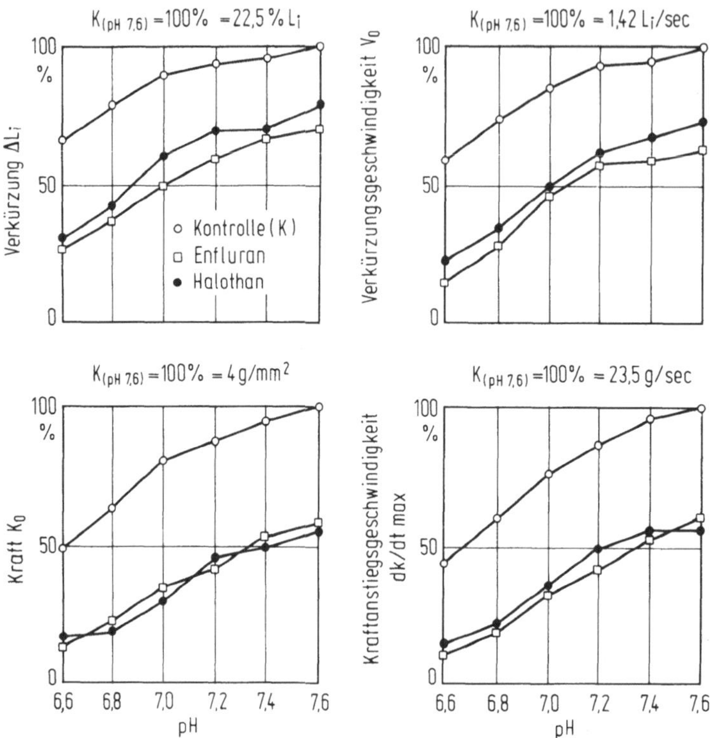

Abb. 12. Darstellung von pH-Wirkungskurven für den isolierten Katzen-Papillarmuskel unter äquipotenten Konzentrationen von Halothan (1,3 Vol.%) und Enfluran (3,3 Vol.%). n = 3; Temperatur 32°C; Kontraktionsfrequenz 30/min; preload 0,7 g/mm². Man beachte, daß sich unter dem Einfluß der Anaesthetica am Kurvenverlauf prinzipiell nichts ändert: Der negativ inotrope Effekt beider Dämpfe scheint — absolut betrachtet — unabhängig vom jeweiligen pH-Wert zu sein. Unterschiede zwischen Kontrollen und Halothan bzw. Enfluran bei gleichem pH-Wert mit höchstens p < 0,01 signifikant (errechnet für das Gesamtkollektiv von n = 9). Unterschiede zwischen Halothan und Enfluran nicht signifikant

ter pH-Änderungen in unterschiedlicher Weise auf das Myokard einwirken, so müßte sich das an deutlich voneinander abweichenden Kurvenverläufen zu erkennen geben.

Die Beeinflussung der mechanischen Myokardeigenschaften durch pH-Änderungen geht aus Abb. 12 hervor: Alle Meßgrößen lassen erkennen, daß die Myokardkontraktilität durch den pH-Wert ganz wesentlich bestimmt wird. Die Höchstwerte finden sich bei pH 7,6, die niedrigsten Werte bei pH 6,6. In dem dazwischen liegenden Meßbereich deuten die Kurvenverläufe darauf hin, daß die Beziehung zwischen Inotropieverlust und pH-Wert nicht linear ist, denn es stehen relativ geringen Änderungen zwischen pH 7,6 bis 7,1 deutlich stärkere Abweichungen zwischen pH 7,1 und 6,6 gegenüber. So nimmt beispielsweise die Verkürzungsgeschwindigkeit V_O beim Übergang von pH 7,6 nach 7,1 um ca. 10% ab, bei einer weiteren Senkung des pH-Wertes von 7,1 nach 6,6 jedoch um mehr als 40%.

Vergleicht man die Veränderungen bei isotonischer Kontraktion (ΔL_i; V_O) mit denen bei isometrischer (K_O; dk/dt_{max}), so fällt auf, daß die Kurven für die letztgenannten Meßgrößen insgesamt wesentlich steiler verlaufen, weil der Grad der Myokard-Depression bei K_O und dk/dt_{max} bei gleichem pH-Wert größer ist als bei ΔL_i und V_O. Ganz offensichtlich reagiert der sich isometrisch kontrahierende Herzmuskel auf pH-Änderungen besonders empfindlich.

Setzt man nun Halothan oder Enfluran in den oben genannten Konzentrationen der Nährlösung zu, so mißt man — es handelt sich um äquipotente Mengen — nahezu gleich starke Kontraktilitätseinbußen, wobei der absolute Betrag an Anaesthetica-induzierter Depression fast unverändert bleibt. Da er sich jedoch der pH-bedingten Depression hinzuaddiert, resultiert daraus eine im sauren Bereich wesentlich stärkere Beeinflussung der kontraktilen Myokardeigenschaften (Abb. 13). Diese *relativen* Änderungen der einzelnen Parameter unter Halothan und Enfluran scheinen ziemlich linear mit den pH-Änderungen verknüpft zu sein.

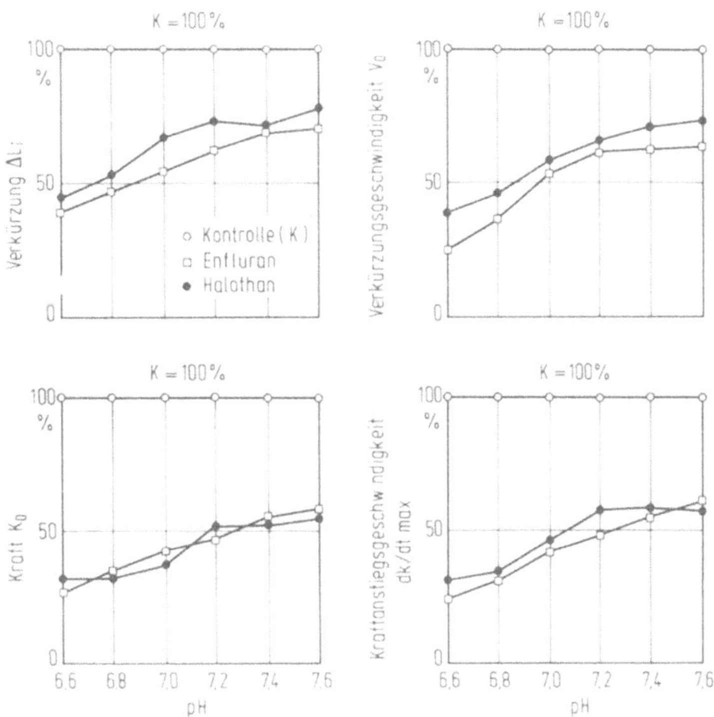

Abb. 13. *pH-Wirkungskurven* unter Halothan (1,3 Vol.%) und Enfluran (3,3 Vol.%). Versuchsbedingungen wie in Abb. 12. Für alle Parameter läßt sich eine lineare Abhängigkeit der durch die genannten Narkotica ausgelösten *relativen* Änderungen (Kontrolle = 100) zum pH-Wert nachweisen, die jedoch in dem schmalen pH-Bereich zwischen 7,2 und 7,4 zu gering sind, um als Ursache für abweichende Ergebnisse zwischen verschiedenen Untersuchergruppen in Frage zu kommen

Greift man den pH-Bereich zwischen 7,2 und 7,4 heraus, so wird deutlich, daß diese Änderungen hier insgesamt sehr gering sind. Es ist deshalb kaum anzunehmen, daß ein bei pH 7,2 vorgenommener *Vergleich* zwischen Halothan und Enfluran zu einem anderen Ergebnis führen würde als bei pH 7,4. Darüber hinaus wird im Gegensatz zu den Befunden bei wechselnden Temperaturen und Reizfrequenzen auch die eine bestimmte Myokard-Depression auslösende Anaesthetica-Konzentration durch pH-Änderungen innerhalb eines so schmalen Bereichs nicht nennenswert beeinflußt.
Zusammenfassend bleibt festzuhalten, daß sich unter Halothan und Enfluran an der Art des Papillarmuskels, auf pH-Änderungen zu reagieren, prinzipiell nichts ändert, daß sich allerdings

der relative Einfluß beider Narkotica mit zunehmender Acidose verstärkt. Dabei ist ein quali-
tativer Unterschied zwischen Halothan und Enfluran nicht feststellbar. Der Einfluß von pH-
Änderungen zwischen 7,2 und 7,4 auf die quantitativen Ergebnisse von Experimenten mit
isolierten Papillarmuskeln ist so gering, daß er als Erklärungsmöglichkeit für divergierende
Resultate zur Myokardwirkung von Inhalationsanaesthetica zwischen verschiedenen Untersuchergruppen nicht in Betracht kommt.

3.3 Methodenkritik

3.3.1 Zur Auswahl der Inotropie- bzw. Kontraktilitätsparameter

Die in Tabelle 2 aufgeführten Untersuchergruppen ermittelten mit Ausnahme von Brown und
Crout *(8)* die Wirkungen der Inhalationsanaesthetica sowohl unter isotonischen als auch iso-
metrischen Kontraktionsbedingungen. Dabei wird die *Muskelverkürzung* (ΔL_i), die *Verkürzungsgeschwindigkeit* ohne Nachlast (V_O), die maximal entwickelten *Spannung* (K_O) und die
Spannungsanstiegsgeschwindigkeit (dk/dt_{max}) gemessen.
In der vorliegenden Studie wird auf die Bestimmung der auf Hill *(29, 30)* zurückgehenden sog.
maximalen Verkürzungsgeschwindigkeit (V_{max}) verzichtet, wenngleich sie bei Sugai et al. *(70)*,
Shimosato et al. *(59)* und Kemmotsu *(37)* als Meßgröße verwendet wird. Diese Größe, die als
der Kontraktilitätsparameter schlechthin gilt, ist nur mit großem Aufwand meßbar. Sie wird
üblicherweise erst durch graphische Extrapolation der hyperbolischen Kraft-Geschwindig-
keits-Kurven oder durch mathematische Extrapolation der diesen Kurven zugrundeliegenden
Hill'schen Gleichungen auf einen nur theoretisch existierenden Null-Zustand gewonnen.
V_{max} gibt demnach die maximale Verkürzungsgeschwindigkeit der kontraktilen Elemente
wieder, die weder durch eine Vor- oder Nachlast noch durch innere Reibungskräfte „ge-
hemmt" wird. Abgesehen davon, daß die Meinungen zu diesem Parameter selbst, aber auch
zu dem methodischen Vorgehen, wie er am präzisesten zu bestimmen ist, stark divergieren,
(17, 19, 42, 45, 49, 53), so machen derartige Analysen den Einsatz von Rechenanlagen unumgänglich. Da in der vorliegenden Studie das isolierte Myokard in erster Linie zur Lösung
eines pharmakologischen Problems herangezogen wird, ist die Beschränkung auf die wesentlich einfachere Bestimmung der Verkürzungsgeschwindigkeit ohne Nachlast (V_O) wohl ak-
zeptabel.
Andererseits liefert das eigene Vorgehen, nämlich solche Untersuchungen unter isotonischen
und isometrischen Kontraktionsbedingungen durchzuführen, ein vollständigeres Bild über die
Wirkungsweise der Inhalationsanaesthetica am Herzen, als wenn nur unter der einen oder anderen Bedingung gemessen würde.

3.3.2 Bestimmung der Ostwaldschen Löslichkeitskoeffizienten für Halothan und Enfluran in Tyrode-Glucose-Lösung

Bei der Darstellung der Ergebnisse in Abschnitt 3 konnte wiederholt gezeigt werden, wie
wichtig die Umwandlung der mg%-Angaben in die analogen Volumen-Konzentrationen für
die quantitative Analyse solcher Versuche ist. Außerdem schafft diese Umwandlung erst die
Voraussetzung dafür, in-vitro- und in-vivo-Ergebnisse überhaupt miteinander vergleichen zu
können. Um diesen Umweg zu vermeiden, äquilibrierten bisher alle Untersucher ihre Perfu-
sionslösungen bei den in-vitro-Experimenten mit der dampfförmigen Phase des Anaestheticums
und ermittelten dann die Veränderungen in Abhängigkeit von der am Verdampfer eingestellten

Volumenkonzentration. Die mit diesem Verfahren verbundenen Nachteile sind in Abschnitt
1.4 ausführlich erläutert worden.

Die Auswertung der eigenen Versuche, in denen die Dämpfe als maximal konzentrierte Stammlösungen der Nährlösung zugemischt werden und deshalb *sofort* (genauer: nach 0,16 sec) und
in der jeweils gewünschten Konzentration auf den Papillarmuskel einwirken, setzt allerdings
die Kenntnis der Ostwaldschen Löslichkeitskoeffizienten voraus.

In den ausführlichen Tabellen von Allott et al. *(3)*, die sich auf Literaturangaben bis 1972
stützen, wird m.E. die Löslichkeit für Enfluran zu hoch angegeben (λ = 0,78 bei 37°C). Da
der entsprechende Wert für Halothan 0,7 beträgt, müßte Enfluran besser wasserlöslich sein als
Halothan. Die Berechnung der λ-Werte für Halothan und Enfluran aus den von Kemmotsu
(37) in seiner Arbeit mitgeteilten Daten läßt jedoch kaum noch einen Unterschied bezüglich
der Löslichkeitskoeffizienten beider Dämpfe erkennen (bei 32°C liegt der λ-Wert für Halothan bei 0,77 und für Enfluran bei 0,75). Ein noch niedrigerer λ-Wert für Enfluran, nämlich
0,51 bei 37°C, liegt den Versuchen von Götz und Scholz *(27)* zugrunde. Diese Unsicherheit
bezüglich der Löslichkeit beider Dämpfe und die Tatsache, daß die Temperaturabhängigkeit
des Löslichkeitskoeffizienten von Enfluran für wässrige Lösungen noch nicht untersucht wurde, machte eigene gaschromatographische Analysen hierzu notwendig. Den derzeitigen Kennt-
nisstand zur Frage der Wasserlöslichkeit von Halothan und Enfluran über einen weiten Temperaturbereich gibt Abb. 14 wieder; ganz offensichtlich löst sich Enfluran in Tyrode-Glucose-
Lösung schlechter als Halothan.

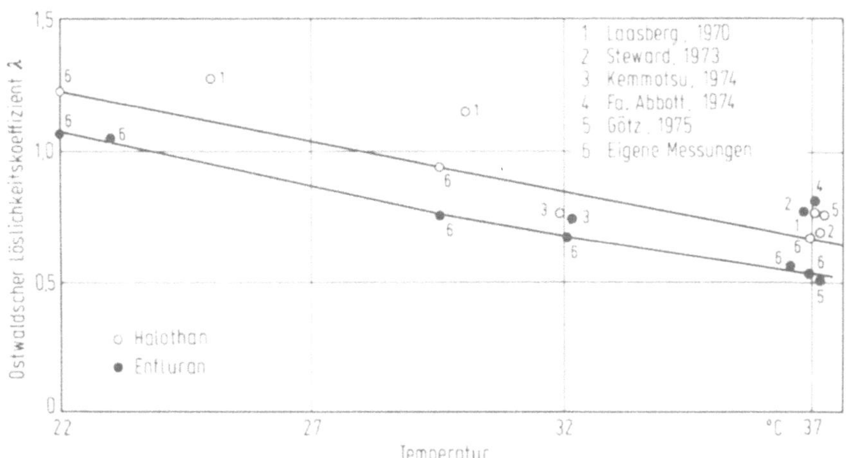

Abb. 14. Darstellung der Temperaturabhängigkeit der Ostwaldschen Löslichkeitskoeffizienten für Halothan
und Enfluran in Tyrode-Glucose-Lösung. Vergleich der eigenen gaschromatographischen Messungen mit denen anderer Untersucher

Faßt man zusammen, so ist es erst durch die Kombination einer Versuchsanordnung, die die
Bestimmung von vier Kontraktilitätsparametern am isolierten Papillarmuskel zuläßt, mit dem
hier vorgestellten Applikationsverfahren für Narkosedämpfe durch erheblichen Zeitgewinn
möglich geworden, an *einem* Muskelpräparat zumindest zwei Inhalationsanaesthetica hinsicht-

lich ihres Einflusses auf die kontraktilen Eigenschaften des isolierten Myokards miteinander zu vergleichen. Darüber hinaus konnten Dosis-Wirkungsbeziehungen für ein Narkoticum über *weite* Temperatur-, Frequenz- und pH-Bereiche aufgestellt werden, was in dieser Form bislang auch nicht durchführbar war.

4 Diskussion

Die vorliegende Arbeit zielt darauf ab, den Wert und die Aussagekraft von in vitro gewonnenen Versuchsergebnissen für den klinisch tätigen Arzt zu überprüfen. Dazu muß gezeigt werden, ob und gegebenenfalls warum die trotz ähnlicher Methodik erarbeiteten in-vitro-Resultate verschiedener Autoren divergieren. Deshalb werden zunächst einmal alle bisher publizierten, am Katzenpapillarmuskel erhobenen Resultate zur Myokardwirkung von Halothan und Enfluran miteinander verglichen. In einem weiteren Schritt werden diese Befunde den am Herz-Lungen-Präparat ermittelten gegenübergestellt. Man kann dieses Modell sozusagen als das Bindeglied zwischen in-vitro- und in-vivo-Experimenten betrachten; denn einerseits liegt statt eines Organteils, wie es der Papillarmuskel ist, ein intaktes Herz vor, das darüber hinaus noch mit einem modifizierten Kreislaufsystem und den die Inhalationsanaesthetica aufnehmenden Lungen verbunden ist, andererseits ist es — ähnlich wie das isolierte Myokard — noch vom Zentralnervensystem mit seinen die Herzleistung steuernden Efferenzen, vom peripheren Kreislauf und den humoralen Einflüssen „abgeschnitten".
Die beiden letzten Schritte, die Darstellung der tierexperimentell und der am Menschen erhobenen Befunde zur Herzwirkung von Enfluran und Halothan, schließen die Betrachtungen ab.

4.1 Vergleichende Untersuchungen am isolierten Papillarmuskel

Die ersten in der Literatur veröffentlichten Erkenntnisse zur Wirkung von Halothan und Enfluran gehen auf Sugai et al. *(70)* und Shimosato et al. *(59)* zurück. Beiden Untersuchergruppen kam es vorab weniger auf einen Vergleich an, sondern vielmehr auf die Darstellung des durch Inhalationsanaesthetica verursachten negativ inotropen Effektes und der Aufklärung seiner Ursachen. In dem 1969 erschienenen Beitrag „The Effect of Ethrane on Cardiac Mechanics" *(59)* wird aber dann doch ein Vergleich zwischen Halothan, Enfluran und Methoxyfluran vorgenommen, der verständlicherweise unter Anaesthesisten große Beachtung fand, weil in dieser Arbeit für Halothan, dem auch heute noch am weitesten verbreiteten der nicht explosiblen Narkosedämpfe, ein gegenüber Enfluran zwei- bis dreimal stärkerer kardiodepressorischer Effekt nachgewiesen wird. Maßgebend für dieses Ergebnis, das sich in diesem Ausmaß in der Folgezeit weder tierexperimentell noch klinisch bestätigen ließ, sind verschiedene Umstände: Erstens wurden am Papillarmuskel äquipotente mg%-Konzentrationen miteinander verglichen, d.h. ihre narkotische Potenz blieb unberücksichtigt, und zweitens wurden die bei stark differierenden Temperaturen gewonnenen Daten „gepoolt". Von den sechs Halothan-Versuchen fanden fünf bei 22°C und einer bei 37°C statt; mit Enfluran wurden sechs Experimente bei 22°C und fünf bei 37°C durchgeführt. Daraus errechnet sich eine mittlere Temperatur für das Halothan-Kollektiv von 26°C und für die Serie mit Enfluran von 30°C. Deshalb gehören die von Shimosato et al. *(59)* bei gleichen mg%-Konzentrationen verglichenen Wirkungsunterschiede zwischen Halothan und Enfluran zu unterschiedlichen Partialvolumina! Berücksichtigt man diese Tatsache, so fiele der Vergleich für Halothan noch ungünstiger aus, sein myokardialer Effekt wäre drei- bis fünfmal stärker als der von Enfluran.

Noch im gleichen Jahr 1969 versuchte Saidman *(58)*, die Ergebnisse von Sugai et al. *(70)* und Shimosato *(60)* durch Berücksichtigung der unterschiedlichen narkotischen Potenzen „realistischer" zu machen, wobei er allerdings von den MAC-Werten des Menschen ausging und zudem den Wert für Enfluran mit 2,1 Vol.% statt mit 1,7 viel zu hoch ansetzte. Shimosato et al. *(59)* wiesen in einer Entgegnung jedoch darauf hin, daß erstens bislang ein linearer Zusammenhang zwischen den Konzentrationen in mg% und Teilen oder Vielfachen des MAC-Wertes nicht bewiesen, und daß es zweitens nicht zulässig sei, auf die an Katzenpapillarmuskeln erhobenen Ergebnisse die MAC-Werte des Menschen anzuwenden. Was den ersten Punkt anbelangt, so kann man ohne weiteres davon ausgehen, daß (bei konstanter Temperatur!) dieser lineare Zusammenhang zwischen den Partialvolumina und den mg%-Konzentrationen durchaus besteht, was sich anhand eigener gaschromatographischer Analysen leicht belegen läßt. Der zweite Einwand hingegen wiegt viel schwerer und wird im Zusammenhang mit der Darstellung der Ergebnisse von Kemmotsu *(37)* noch ausführlich zu besprechen sein.
Rechnet man die Originaldaten von Sugai et al. *(70)* und Shimosato et al. *(59)* mit Hilfe der Ostwaldschen Löslichkeitskoeffizienten in Partialvolumina um und wendet die MAC-Werte der Katze an, so gelangt man für diesen ersten in der Literatur veröffentlichten Vergleich zu folgenden Ergebnissen: Halothan beeinflußt gegenüber Enfluran — geht man also zunächst vom Narkosemittelbedarf der Katze aus — die mechanischen Eigenschaften des isolierten Myokards etwa dreimal stärker (Tabelle 4). Unter isometrischen Kontraktionsbedingungen entfalten *beide* Anaesthetica ausgeprägtere Effekte als unter isotonischen, ein Befund, auf den in der vorliegenden Arbeit ebenfalls mehrfach hingewiesen wird.
Ein anderes Resultat erzielen Brown und Crout *(8)*, die — allerdings nur unter isometrischen Kontraktionsbedingungen — fünf Inhalationsanaesthetica miteinander vergleichen. Sie zeigen in ihrer Arbeit, daß *Enfluran* bei Berücksichtigung der MAC-Werte der Katze sowohl die maximal entwickelte Kraft (um 22%) als auch die maximale Kraftanstiegsgeschwindigkeit (um 26%) *stärker* beeinträchtigt als Halothan, letzteres mithin eine geringere Myokarddepression verursacht. Die genannten Autoren bestimmten in Vorversuchen zunächst an intakten Katzen die äquianaesthetischen Konzentrationen der zu untersuchenden Narkosegase und -dämpfe und legten die so ermittelten Werte den in-vitro-Versuchen als Vergleichsbasis zugrunde, d.h. es werden die am Myokard äquipotenten Konzentrationen gar nicht erfaßt. Wenngleich sich diese Konzentrationen berechnen lassen, sofern man mit Sicherheit davon ausgehen kann, daß die Äquilibrierungsdauer ausreicht, um in der Nährlösung einen dem jeweiligen Partialvolumen entsprechenden Partialdruck aufzubauen, ist aber gerade wegen dieser Unsicherheit die Forderung Shimosatos *(60)* nach wie vor berechtigt, daß derartige Versuche stets mit der *direkten* Bestimmung *äquipotenter* Konzentrationen beginnen sollten; die Einbeziehung der narkotischen Wirksamkeit bleibt dann einem weiteren Schritt vorbehalten.
Größenordnungsmäßig ähnliche Abweichungen wie Brown und Crout *(8)* veröffentlichte Kemmotsu *(37)*, allerdings wieder zugunsten von Enfluran, das bei der maximalen Verkürzungsgeschwindigkeit (V_{max}) um 5%, bei der maximalen Kraftentwicklung (K_O) um 18% und bei der maximalen Kraftanstiegsgeschwindigkeit sogar um 25% höher dosiert werden muß, um bei äquianaesthetischer Konzentration wirkungsgleich mit Halothan zu sein. Dieses Ergebnis erlangt vor allem deshalb eine besondere Bedeutung, weil Kemmotsu *(37)* von den MAC-Werten des *Menschen* ausgeht. Bei der Darstellung der eigenen Ergebnisse wurde darauf aufmerksam gemacht, daß schon die Extrapolation der in vitro ermittelten Resultate auf in-vivo-Bedingungen der *gleichen* Tierart nicht unproblematisch ist; noch kritischer muß deshalb zunächst einmal die Imitation „klinischer" Verhältnisse betrachtet werden.

Tabelle 4. Dargestellt sind für verschiedene Untersuchergruppen und Kontraktilitätsparameter die Relationen der am Myokard äquieffektiven Teile oder Vielfache der speciesabhängigen MAC-Werte von Enfluran und Halothan. Die Zahlen besagen, daß um den jeweiligen Faktor Enfluran gegenüber Halothan höher oder niedriger konzentriert sein muß, um bei Berücksichtigung der narkotischen Wirkung eine gleich starke Myokarddepression zu verursachen. Es fällt auf, daß diese Relationen bei der Katze deutlich größer 1 und beim Hund kleiner 1 sind: Bei der Katze entfaltet demnach Enfluran einen gegenüber Halothan um einen durchschnittlichen Faktor von 1,9 (= 90%) günstigeren Effekt; beim Hund hingegen wirkt Enfluran 20% (Faktor 0,8) stärker kardiodepressiv. Während sich bei Affen – allerdings bei Berücksichtigung der MAC-Werte des Menschen – kein Unterschied zwischen Enfluran und Halothan ergibt, sind die Ergebnisse beim Menschen widersprüchlich

| | V_o | | | | dk/dt_{max} | Systol. Zeit-Intervalle | | Amplit. IJ-Welle | $\bar{x}$ Spalte | Species |
	V_{max}	V_{CE}	ΔL_i	K_o	dp/dt_{max}	PEP	$1/(PEP)2$		$1-8$	
Sugai et al. *(70)* Shimosato et al. *(59)*	3.5			2.5	2.7				2.9	
Brown und Crout *(8)*				0.8	0.7				0.8	
Kemmotsu *(37)*	1.6			1.8	1.9				1.8	Katze
Siepmann et al. *(61)*		1.9	1.9	1.6	1.5				1.7	
Fischer *(23)*	2.3	2.1			1.9				2.1	
v. Ackern und Peter *(2)*					0.6				0.6	
Beer und Beer *(6)*					1.0				1.0	
Tarnow et al. *(73)*					0.8				0.8	Hund
Merin et al. *(43)*					0.9				0.9	
Ritzman et al. *(55)*					1.0				1.0	Affe
Bahlmann et al. *(4)* Smith et al. *(64)*								0.7	0.7	Mensch
Kaplan et al. *(34)*						2.7	1.6		2.2	

Fest steht, daß der Narkosemittelbedarf in Abhängigkeit von der Tierspecies schwankt, was sich in den unterschiedlichen MAC-Werten z.B. für Katze, Hund und Mensch wiederspiegelt *(8, 20, 21, 26, 33, 57)* (Tabelle 1). Wenn eine definierte Narkosetiefe bei der Katze durch 1,2 Vol.%, beim Menschen durch 1,7 Vol.% und beim Hund erst durch 2,2 Vol.% Enfluran zustandekommt, so ist daraus zu folgern, daß das Zentralnervensystem der Katze auf Enfluran überaus empfindlich, das des Hundes erstaunlich unempfindlich reagiert. Die analogen Werte für Halothan liegen im übrigen mit 0,82 (Katze) 0,77 (Mensch) und 0,87 (Hund) viel näher beieinander.

Kemmotsu *(37)* unterstellt nun unausgesprochen, daß die *Hauptwirkungen* der Narkotica speciesabhängig sind, nicht jedoch ihre *Nebenwirkungen* am Myokard. Wie sehr diese Hypothese die Ergebnisse von in-vitro-Versuchen zu beeinflussen vermag, läßt sich zeigen, wenn man die Daten Kemmotsus *(37)* in die äquipotenten Konzentrationen umrechnet und die MAC-Werte der Katze einsetzt. Dann vergrößert sich nämlich der Unterschied zwischen Halothan und Enfluran bezüglich ihrer Myokardwirkung wieder auf etwa 80% (Faktor 1,8) und befindet sich damit in guter Übereinstimmung mit den eigenen Resultaten (Faktor 1,7) (Tabelle 4).

Abschließend sei noch auf einen bedeutsamen quantitativen Unterschied der eigenen Untersuchungsergebnisse zu den oben zitierten Arbeiten hingewiesen: Während diese Autoren schon bei klinisch gebräuchlichen Anaesthetica-Konzentrationen eine halbmaximale (50%ige) Parameterreduktion beobachten, wird in den eigenen Experimenten durch ähnlich hohe Konzentrationen nur eine viertelmaximale (25%ige) Abnahme der Meßgrößen durch Halothan und Enfluran hervorgerufen. Diese Diskrepanz ist zweifellos methodisch bedingt; denn wie in Abschnitt 3.2.3 gezeigt werden konnte, verstärkt eine niedrige Kontraktionsfrequenz die Nebenwirkungen der Anaesthetica am Myokard. Es überrascht also nicht, wenn die hier zur Diskussion stehenden Untersucher, die alle bei einer Kontraktionsfrequenz von 12/min arbeiten, im Vergleich zu den eigenen Resultaten (bei 30/min) stärkere Myokardeffekte registrieren.

4.1.1 Die Bedeutung der Temperatur bei der Verknüpfung von in-vitro-Ergebnissen mit dem MAC-Konzept

Wegen der großen Bedeutung, die sich für die Aussagekraft der in-vitro-Versuche aus ihrer Verknüpfung mit dem MAC-Konzept ergibt, sei auf einen interessanten Beitrag von Paradise und Bibbins *(47)* eingegangen. Beide Autoren gingen an isolierten, perfundierten Rattenherzen der Frage nach, inwieweit die am Myokard äquieffektiven Partialdrucke mit den meist bei 37°C ermittelten äquianaesthetischen Partialdrucken korreliert sind. Es fiel ihnen dabei auf, daß bei ihren in-vitro-Experimenten (29°C) schon bei den in der Humanmedizin üblichen Narkosedampfkonzentrationen so starke Inotropieverluste eintraten, daß sich der Einsatz dieser Anaesthetica verbieten würde, stünden nicht die tierexperimentellen und klinischen Erfahrungen dagegen. Unter den zahlreichen Erklärungsmöglichkeiten für diesen Tatbestand (in vitro: höhere Löslichkeit der Narkosedämpfe bei niedrigen Temperaturen; in vivo: zentralnervöse Einflüsse, exogener Catecholamin-Spiegel usw.), griffen sie auf die Befunde von Cherkin und Catchpool *(11)* zurück, nach denen beim Goldfisch eine Erhöhung der Körpertemperatur um 10°C eine Verdopplung des Partialdrucks von Halothan notwendig macht, um ein bestimmtes Narkosestadium beizubehalten. Auch von Regan und Eger *(54)* ist für Hunde eine Temperaturabhängigkeit des MAC-Wertes nachgewiesen worden: Abkühlung der Versuchstiere von 37°C nach 27°C geht mit einer Abnahme des MAC-Wertes von 0,87 nach 0,47 Vol.% einher. Unter der Annahme, daß die Myokarddepression für Inhalationsanaesthetica auch temperaturabhängig ist, halten es Paradise und Bibbins *(47)* für einen Fehler, das zur Erzeugung einer definierten Myokarddepression notwendige Partialvolumen bei 29°C mit dem zur Aufrechterhaltung einer definierten Narkosetiefe notwendige Partialvolumen bei 37°C zu vergleichen; denn so wie der direkte Abkühlungseffekt den Narkosemittelbedarf des Zentralnervensystems reduziert, bis schließlich die Kälte allein schon eine „Narkose" verursacht (Operationen in Hypothermie!), so verringert sich möglicherweise unter den gleichen Umständen auch der „Bedarf" des Herzens an Anaesthetica.

In der vorliegenden Arbeit gibt es nun tatsächlich Hinweise dafür, daß für die Geschwindigkeitsparameter die damalige Annahme von Paradise und Bibbins *(47)* Gültigkeit besitzt, wonach die durch Inhalationsanaesthetica induzierte Myokarddepression temperaturabhängig ist. Ein anderes Bild bietet sich bei den Inotropieparametern ΔL_i und K_O, da hier infolge der „positiv inotropen Kältewirkung" der für eine definierte Abnahme der Kontraktionskraft erforderliche Partialdruck bei Abkühlung *konstant* gehalten werden muß (siehe S. 18, 20). Auf diese Meßgrößen sind also die Überlegungen von Paradise und Bibbins *(47)* nicht anwendbar.

Nun werden aber bei Versuchen am intakten Tier und am Menschen zur Beurteilung der Herzleistung weniger die zu ΔL_i und K_O analogen Parameter (Herzvolumenänderung, linksventrikulärer oder aortaler Spitzendruck), sondern dynamische Parameter wie die maximale Druck- oder Flußanstiegsgeschwindigkeit gemessen und gegebenenfalls mit in-vitro-Befunden verglichen.

Insofern darf man davon ausgehen, daß der bei Versuchen in Organbädern (und deshalb meist bei niedrigeren Temperaturen) beobachtete Kontraktilitätsverlust (V_{max}, V_O, dk/dt_{max}) im Verhältnis zum Narkosemittelbedarf bei 37°C *überschätzt* wird. In grober Annäherung läßt sich dieser Fehler anhand der eigenen Ergebnisse für Enfluran mit 15-20% veranschlagen, wenn die in-vitro-Experimente bei 32°C und die MAC-Werte bei 37°C bestimmt werden. Aus Abb. 7 geht nämlich für dk/dt_{max} hervor, daß bei 37°, 32° und 27°C die Enfluran-Konzentrationen 2,1, 1,7 und 1,4 Vol.% äquipotent sind; für V_O lauten die entsprechenden Konzentrationen 3,2 (37°C) und 2,6 Vol.% (32°C). Eine Senkung der Temperatur um 5°C (von 37 nach 32°C) entspricht mithin wirkungsmäßig einer Erhöhung der Enfluran-Konzentrationen (bei 37°C) um ca. 0,5 Vol.%. Leider liegen für Halothan keine derartigen Daten vor, so daß die Konsequenzen bezüglich vergleichender Untersuchungen gegenwärtig noch nicht abzuschätzen sind.

Zieht man aus den besprochenen in-vitro-Versuchen ein vorläufiges Fazit, so kann man folgende Feststellungen treffen:

1. Halothan und Enfluran wirken konzentrationsabhängig negativ inotrop bzw. kontraktilitätsmindernd. Diese Wirkung tritt absolut wie relativ umso stärker in Erscheinung, je niedriger die Reizfrequenz und die Temperatur gewählt werden.

2. Äquipotente Konzentrationen von Halothan liegen stets unter denen von Enfluran, d.h. daß Enfluran die mechanischen Myokardeigenschaften *weniger* beeinflußt als Halothan.

3. Dieser Unterschied verkleinert sich, wenn die narkotische Potenz beider Dämpfe berücksichtigt wird.

4. Versucht man, die abweichenden methodischen und konzeptionellen Ansätze der einzelnen Untersuchergruppen in die Interpretation ihrer Ergebnisse mit einzubeziehen, so scheint Enfluran am Papillarmuskel der *Katze* und bei *äquianaesthetischen* Konzentrationen eher einen *geringeren* Effekt zu entfalten, hinsichtlich seiner Nebenwirkung auf das Myokard also günstiger zu sein als Halothan.

4.2 Darstellung der an Herz-Lungenpräparaten von Katzen und Hunden erhobenen Unterschiede zur Herzwirkung von Halothan und Enfluran

Nachdem nun die Wirkungen von Halothan und Enfluran, so wie sie verschiedene Arbeitsgruppen am isolierten Papillarmuskel der Katze beobachteten, dargestellt und besprochen wurden, drängt sich die Frage auf, ob bei der Prüfung dieser Effekte am isolierten, aber intakten Herzen bezüglich seiner kontraktilen Eigenschaften andere oder gar neue Informationen zu gewinnen sind.

In jüngerer Zeit haben v. Ackern und Peter *(1, 2)* am Herz-Lungen-Präparat des Hundes entsprechende Untersuchungen vorgenommen. In ihnen wird die maximale Druckanstiegsgeschwindigkeit durch 1,1 Vol.% Halothan und 1,77 Vol.% Enfluran um 25% gegenüber dem Ausgangswert vermindert, d.h. daß sich auf diesem Depressionsniveau die äquipotenten Konzentrationen um den Faktor 1,6 voneinander unterscheiden. Auch wenn dp/dt_{max} schließlich durch weitere Erhöhung der Dampfkonzentrationen auf die Hälfte des Kontrollwertes gesunken ist, zeigt sich, daß Enfluran immer noch 1,6 mal höher konzentriert werden muß, um mit Halothan wirkungsgleich zu sein. Setzt man die MAC-Werte des Hundes ein, der gegenüber der narkotischen Wirkung von Enfluran auffallend unempfindlich zu sein scheint (MAC-Relation von Enfluran zu Halothan = 2,5), dann errechnet sich für das 25- und 50%-Depressionsniveau ein Unterschied von Faktor 0,6% (= 1,6/2,5). Mit anderen Worten: Enfluran entfaltet beim Hund sehr wahrscheinlich eine um 40% stärkere myokardiale Nebenwirkung als Halothan (s. Tabelle 4).

Zu einem ganz entgegengesetzten Resultat gelangte Fischer *(23)*, der 1976 seine an Herz-Lungen-Präparaten der Katze gewonnenen Vergleichsergebnisse publizierte. Danach beeinflußt Enfluran bei der *Katze* und unter ihren MAC-Bedingungen die Kontraktilität nur halb so stark wie Halothan. Bei einer halbmaximalen Minderung von dp/dt_{max} läßt sich aus seinen Daten ein Unterschied um Faktor 1,9 zugunsten von Enfluran errechnen. Für die von Fischer *(23)* außerdem zur Beurteilung der Myokardkontraktilität herangezogenen Meßgrößen $V_{CE\,max}$ (analog der maximalen isotonischen Verkürzungsgeschwindigkeit V_O bei in-vitro-Versuchen) und V_{max} findet sich ein Unterschied von Faktor 1,5, wenn die Herzen einer Konzentration von 2 MAC Halothan oder Enfluran ausgesetzt werden. Bezüglich des linksventriculären Spitzendrucks und des aortalen Schlagvolumens verhalten sich die beiden Dämpfe wirkungsgleich. Über dieses Resultat hinaus verdient noch eine weitere Beobachtung von Fischer *(23)* besonderes Interesse, daß nämlich die untersuchten Narkotica auch negativ *chronotrop* wirken, ein Effekt, der für sich alleine schon die Kontraktilität zu beeinflussen vermag (siehe hierzu auch Abschnitt 3.2.3). Während z.B. dp/dt_{max} unter 2 MAC Enfluran um 37% abnimmt, wenn eine dieser Konzentration entsprechende Frequenzabnahme zugelassen wird, so findet sich bei frequenzkonstanter Vorhofstimulation nur eine Reduktion von 29%.

Vergleicht man nun die an Herz-Lungen-Präparaten von Katzen gewonnenen Befunde von Fischer *(23)* mit den an Katzenpapillarmuskeln erhobenen Ergebnissen, so stimmen sie bezüglich der Vorteile von Enfluran gegenüber Halothan nur mit den Resultaten von Kemmotsu *(37)* und den eigenen *(61)* überein (s. Tabelle 4).

Während nämlich Sugai et al. *(70)* und Shimosato et al. *(59)* für Enfluran bei äquianaesthetischer Konzentration (Katze) einen um Faktor 2,5-3,5 geringeren, d.h. günstigeren Myokardeffekt nachweisen, erreicht die Äquipotenzrelation bei Fischer *(23)*, Kemmotsu *(37)* und in den eigenen Untersuchungen *(61)* den Wert 1,5-1,9. Wenn demgegenüber v. Ackern und Peter *(1, 2)* am Herz-Lungen-Präparat des Hundes zu einem konträren Ergebnis gelangen, so ist das sehr wahrscheinlich darauf zurückzuführen, daß der Vergleich beider Dämpfe der myokardialen Nebenwirkungen auf der Basis der für dieses Versuchstier gültigen MAC-Werte ermittelt wurde. Bei einer im Vergleich zum Katzen-Myokard ähnlichen Empfindlichkeit des Hunde-Myokards gegenüber Halothan *und* Enfluran, benötigt der Hund jedoch für eine definierte Narkosetiefe eine fast doppelt so hohe Enfluran-Konzentration wie die Katze. Diese Kombination von geringerer narkotischer Potenz bei ähnlich stark ausgeprägtem myokardialen Nebeneffekt lassen Enfluran beim *Hund* besonders ungünstig erscheinen.

4.3 Zusammenstellung vergleichender Untersuchungen zur Myokardwirkung von Halothan und Enfluran an intakten Tieren und am Menschen

4.3.1 Ergebnisse bei Hunden (siehe hierzu auch Tabelle 4)

Publikationen, die sich am intakten Tier mit den negativ inotropen und Herz-Kreislaufeffekten entweder von Halothan oder Enfluran befassen, sind wegen der oft fehlenden Übereinstimmung der Versuchsbedingungen für einen Vergleich kaum geeignet. Derartige Gegenüberstellungen bedürfen, wenn sie zu quantitativen Ergebnissen führen sollen, annähernd gleicher Voraussetzungen, so wie sie z.B. in einer von Beer et al. *(5)* veröffentlichten Studie an 21 Hunden gegeben sind. Die Autoren benutzen dabei den von Veragut und Krayenbühl *(76)* angegebenen Kontraktilitätsindex als Maß für die Kontraktilität. Entsprechend einem für den Hund charakteristischen MAC-Verhältnis (Halothan/Enfluran) von 1 : 2,6 vergleichen Beer et al. *(5)* 0,77 Vol.% Halothan mit 1,77 Vol.% Enfluran (= 0,8 MAC) und finden für diese Konzentrationen nach einstündiger Beatmung und gegenüber der Kontrolle (39,8 sec^{-1} = 100%) eine Abnahme des Kontraktilitätsindex von 16,3 bzw. 14,8%. An diesem geringfügigen Unterschied ändert sich auch dann nichts, wenn Beer und Beer *(6)* in einer 1974 erschienenen Arbeit berücksichtigen, daß nach einer Expositionszeit von 1 Std die alveoläre Konzentration bei Halothan erst 64,7 und bei Enfluran 72,1 Vol.% der zugeführten inspiratorischen Konzentrationen erreicht hat *(75)*. Bezüglich der absoluten Wirkung beider Anaesthetica ist jedoch zu bedenken, daß sich die Versuchstiere in einer Basisnarkose mit 75 Vol.% Lachgas befanden. Da bekannt ist, daß ein so hoher Stickoxydul-Anteil den Bedarf an anderen Narkotica und demzufolge auch deren MAC-Werte deutlich herabsetzt *(44, 56, 69)* und von diesem Gas ebenfalls ein negativ inotroper Effekt ausgeht *(12, 39, 50, 52)*, entsprechen die von Beer et al. *(5)* dem Vergleich zugrunde gelegten Lachgas-Sauerstoff-Dampf-Gemische ihrer Wirkung nach 1,25 MAC. Umso bemerkenswerter ist der Befund, daß beide Anaesthetica den Kontraktilitätsindex nur um 15% sinken lassen.
Demgegenüber messen Tarnow et al. *(72, 73)* bei Hunden in Pitramid-Lachgas-Anaesthesie Kontraktilitätsverluste (dp/dt$_{max}$) von rund 60% bei 1,0 MAC. Vergleicht man die beiden Dämpfe miteinander, so muß Enfluran gegenüber Halothan um 18% niedriger dosiert werden, um mit diesem Anaestheticum am Herzen äquieffektiv zu sein, d.h. Enfluran beeinträchtigt bei äquinarkotischer Verabreichung die Kontraktilität um 18% stärker als Halothan.
Für diese von Beer et al. *(5)* abweichenden Befunde gibt es mehrere Erklärungsmöglichkeiten. Einmal benutzten Tarnow et al. *(72, 73)* als Kontraktilitätsparameter die maximale Druckanstiegsgeschwindigkeit, die in stärkerem Maße von der jeweiligen Vor- und Nachlast sowie der Frequenz beeinflußt wird als der Kontraktilitätsindex *(53, 76, 78)*.
Wie aber aus den Daten von Tarnow et al. *(72, 73)* hervorgeht, beantwortet das Herz-Kreislaufsystem bei diesen Versuchen vor allem die höheren Enfluran-Konzentrationen mit einer fast doppelt so starken Abnahme des totalen peripheren Gefäßwiderstandes bei gleichzeitiger

Verdoppelung der Herzfrequenz. Der von Fischer *(23)* für das Herz-Lungen-Präparat beschriebene negativ chronotrope Effekt wird in diesem Fall am intakten Tier durch Gegenregulationen überspielt. Es ist durchaus vorstellbar, daß sich die durch Enfluran besonders ausgeprägt in Gang gesetzten gegenläufigen Regulationsmechanismen in einer Weise beeinflussen, daß daraus insgesamt ein im Vergleich mit den Halothan-Versuchen verminderter Kontraktilitätszustand resultiert, Enfluran mithin absolut wie relativ die stärkeren Herz-Effekte zeigt. Zum anderen deutet die Tatsache, daß Beer et al. *(5)* bei ihren Experimenten unter Enfluran eine Frequenzabnahme sehen, darauf hin, daß die Versuchsbedingungen offensichtlich nicht ohne weiteres aufeinander übertragbar sind. Diese Annahme wird zusätzlich noch dadurch bestätigt, daß Beer et al. *(5)* die inspiratorischen, Tarnow et al. *(72, 73)* hingegen die endexspiratorischen Anaesthetica-Konzentrationen miteinander vergleichen. Wegen der besseren Lipoidlöslichkeit von Halothan muß dieses Narkoticum inspiratorisch in einer höheren als eigentlich beabsichtigten Konzentration verabreicht werden, damit die endexspiratorische Konzentration, die die Blutkonzentration besser repräsentiert, den gewünschten Wert annimmt. Somit stehen sich bei den genannten Autoren abweichende inspiratorische bzw. endexspiratorische Dampfkonzentrationen gegenüber.

Ausschließlich endexspiratorische Konzentrationen von Halothan und Enfluran vergleichen auch Merin et al. *(43)* an chronischen, trainierten Hunden. Unter 1,0 und 1,5 MAC Enfluran sinkt die linksventriculäre Druckanstiegsgeschwindigkeit um 19 bzw. 45%, wobei darauf hinzuweisen ist, daß dieser Effekt zweifellos noch stärker ausfiele, wenn er nicht durch den gleichzeitig einsetzenden Herzfrequenzanstieg von 91 auf 120 Schläge/min teilweise wieder kompensiert würde.

Halothan führt in dieser Arbeit in einer Dosierung von 1,0 und 2,0 MAC zu einer Minderung von dp/dt_{max} um 23 und 58%. Aus den Dosis-Wirkungskurven ist zu entnehmen, daß eine halbmaximale Reduktion bei 1,77 MAC Halothan und schon bei 1,59 MAC Enfluran vorliegt, von Enfluran also ein um 10% größerer Myokardeffekt ausgeht. Allerdings sollte man bedenken, daß in der Halothan-Gruppe die Herzfrequenz doppelt so stark ansteigt wie in der Enfluran-Gruppe, so daß sich hier der kompensatorische Effekt einer höheren Herzschlagfolge durchaus in einer geringeren Kontraktilitätsabnahme bemerkbar machen könnte, die Wirkung von Halothan demzufolge unterschätzt wird.

Insgesamt kann als Ergebnis der an intakten Hunden vorgenommenen Vergleiche zwischen Halothan und Enfluran festgehalten werden, daß beide Anaesthetica die Myokard-Kontraktilität dosisabhängig verschlechtern, wobei vom Enfluran bei äquianaesthetischer Konzentration (Hund) eher der etwas stärkere Effekt auszugehen scheint.

4.3.2 Ergebnisse bei Affen (siehe hierzu auch Tabelle 4)

Keinen Unterschied zwischen Halothan und Enfluran beobachten Ritzman et al. *(55)*, die die Herz-Kreislaufeffekte beider Anaesthetica an *Rhesus-Affen* bestimmen. Bei dieser Studie handelt es sich um einen echten Vergleich, denn jedes Tier dient zur Bestimmung von Dosis-Wirkungsbeziehungen sowohl für Halothan als auch für Enfluran. Erwähnenswert ist allerdings, daß Ritzman et al. *(55)* bei ihren Untersuchungen die MAC-Werte des Menschen zugrundelegen, ohne vorher geprüft zu haben, ob der Bedarf des Rhesus-Affen an Halothan bzw. Enfluran zur Erreichung eines vergleichbaren Analgesie-Stadiums tatsächlich dem des Menschen entspricht. Wie ferner aus den mitgeteilten Daten hervorgeht, liegt schon vor Versuchsbeginn die durchschnittliche Herzfrequenz mit 180-200 Schläge/min sehr hoch.

Demgemäß findet sich unter Narkose eine ausgeprägte Herzfrequenzabnahme, die für beide Anaesthetica bei 1 MAC 21% beträgt. Es überrascht deshalb keineswegs, wenn bei dieser

Dampfkonzentration die maximale Druckanstiegsgeschwindigkeit besonders stark abfällt, und zwar unter Halothan um 56,1 und unter Enfluran um 56,5%. An dem Vergleichsergebnis ändert sich dadurch allerdings nichts, lediglich die durch *beide* Anaesthetica verursachte *absolute* Abnahme der Kontraktilität, die größenordnungsmäßig mit den Angaben von Tarnow et al. *(72, 73)* übereinstimmt, erscheint in einem etwas anderen Licht, wenn man bedenkt, daß Ritzman et al. *(55)* den dp/dt_{max}-Verlust von 50-60% bei (gegenüber Kontrolle) *sinkender,* Tarnow et al. *(72, 73)* hingegen die gleiche Kontraktilitätsabnahme bei *steigender* Herzfrequenz beobachteten.

Bezüglich des Vergleichs zwischen Halothan und Enfluran haben die Untersuchungen von Ritzman et al. *(55)* gezeigt, daß die Myokard-Kontraktilität bei Rhesus-Affen *gleich stark* beeinträchtigt wird, wenn die für den Menschen äquinarkotischen Dampfkonzentrationen einander gegenübergestellt werden.

4.3.3 Ergebnisse bei Menschen (siehe hierzu auch Tabelle 4)

Pharmakologische Untersuchungen am Menschen, selbst wenn sie an freiwilligen Versuchspersonen vorgenommen werden, finden im allgemeinen unter Bedingungen statt, die nicht mehr mit der Situation am Versuchstier und im Labor vergleichbar sind. Das gilt erst recht, wenn beispielsweise die von Narkotica ausgehenden Wirkungen bestimmt werden sollen; denn dafür kommen verständlicherweise nur Patienten in Frage, die sich ohnehin einer Operation unterziehen müssen. Deshalb finden solche Versuche im Operationssaal statt, die Narkosetiefe und -dauer kann nicht beliebig gewählt werden, sie ist vielmehr durch die Art der Operation vorgegeben, die Zahl und die Auswahl der zu registrierenden Herz-Kreislauf-Parameter muß in einem vertretbaren Verhältnis zur Schwere und zum Risiko des Eingriffs stehen, und schließlich darf der Patient durch die zusätzlichen Maßnahmen keinen Schaden erleiden. Deshalb und wegen der etwas anderen Interessenlage des Klinikers überrascht es nicht, wenn in derartigen Herz-Kreislauf-Untersuchungen zwar Blutdruck, Herzfrequenz, Schlagvolumen, Herzzeitvolumen, totaler peripherer Widerstand, Sauerstoffsättigung und -verbrauch etc. aufgezeichnet werden, eine Analyse der Myokardkontraktilität hingegen fehlt.

Die erste und bislang einzige vergleichende Studie zur Herzwirkung von Halothan und Enfluran erschien 1976 von Kaplan et al. *(34).* In dieser Arbeit dient die nichtinvasive Messung der Prä-Ejektionsperiode (PEP), die mit der Druckanstiegsgeschwindigkeit gut korreliert sein soll *(40, 71),* zur Beurteilung der Myokardkontraktilität. Zwei Gruppen, bestehend aus je sechs gesunden Versuchspersonen im Durchschnittsalter von 28 Jahren, werden einander gegenübergestellt. Die nicht prämedizierten, ausschließlich *spontan* atmenden Probanden erhalten 1 Vol.% Halothan und 2 Vol.% Enfluran in einem Sauerstoff-Lachgas-Gemisch von 2,5 : 2,5 l. Nach Erreichen eines steady state und nach Abschluß der ersten Meßperiode wird die Lachgaszufuhr unterbrochen, und eine zweite Meßperiode dient der Erfassung der Narkotica-Wirkungen bei Atmung mit reinem Sauerstoff. Nach 45 min befinden sich die Narkosedämpfe hinsichtlich ihrer äquianaesthetischen Konzentrationen im Gleichgewicht, denn die endexspiratorischen Konzentrationen entsprechen 0,8 MAC (d.s. 0,65 Vol.% Halothan und 1,23 Vol.% Enfluran).

Beide Anaesthetica verursachen nun als Ausdruck für die Abnahme der Myokardkontraktilität eine Verlängerung der Prä-Ejektionsperiode um 39,3% unter Halothan und um nur 14,7% unter Enfluran, wobei dieser Unterschied zwischen den beiden Dämpfen mit $p < 0,05$ statistisch signifikant ist. Legt man den Parameter $1/PEP^2$ zugrunde, so betragen die Abweichungen gegenüber der Kontrolle 37,6% (Halothan) und 22,7% (Enfluran). Daraus folgt, daß Enfluran gegenüber Halothan um den Faktor 2,7 bzw. 1,6 *höher* konzentriert werden muß, damit beide Dämpfe am Myokard wirkungsgleich für diese Parameter sind; Halothan verursacht also nach den Ergebnissen von Kaplan et al. *(34)* beim Menschen eine etwa doppelt so starke Myokarddepression wie Enfluran.

Wegen seiner besonderen klinischen Bedeutung sollen diesem Ergebnis zwei Arbeiten gegenübergestellt werden, die zwar jede für sich ausschließlich die Wirkungen von Halothan bzw. Enfluran untersuchen, die aber trotzdem zu einem Vergleich herangezogen werden können, weil sie beide aus der Arbeitsgruppe um Eger stammen, derselbe Kontraktilitätsparameter, nämlich die Amplitude der IJ-Welle im Cardioballistogramm, verwendet wird, und weil schließlich auch die Versuchsbedingungen sehr ähnlich sind.

Die erste dieser Studien veröffentlichten Bahlman et al. *(4),* die die Herzkreislaufwirkungen von Halothan an einer Gruppe junger, nicht prämedizierter Freiwilliger ermittelten, die während des Versuchs mit Halothan in reinem Sauerstoff kontrolliert beatmet wurden. Es zeigt sich, daß bei 1 MAC Halothan (0,84 Vol.%!) die Amplitude der IJ-Welle um 27% und bei 2 MAC um 50% abnimmt.

Smith et al. *(64)* studierten ebenfalls an jungen, gesunden Probanden die Effekte von 1 MAC (1,86 Vol.%!) und 1,5 MAC Enfluran. Dieses Anaestheticum reduziert nun die Amplitude der IJ-Welle um 35,4 bzw. 49,1%. Aus den mitgeteilten Daten läßt sich außerdem ableiten, daß zur Erzeugung einer halbmaximalen Reduktion der Kontraktilität endexspiratorisch 1,64 Vol.% Halothan oder 2,84 Vol.% Enfluran benötigt werden; die am Myokard *äquipotenten* Konzentrationen unterscheiden sich mithin um den Faktor 1,7. Berücksichtigt man nun die narkotische Potenz beider Dämpfe, indem man die von Bahlman et al. *(4)* und Smith et al. *(64)* benutzten MAC-Werte einsetzt, so nimmt der Faktor den Wert 0,76 an, d.h. daß Enfluran bei *äquinarkotischen* Konzentrationen gegenüber Halothan stärker auf die kontraktilen Eigenschaften des Myokards einwirkt. Die beiden Autorengruppen gehen allerdings von höheren MAC-Werten aus, als sie üblicherweise dem Menschen zugeschrieben werden (0,84 Vol.% Halothan und 1,86 Vol.% Enfluran statt 0,77 Vol.% Halothan und 1,68 Vol.% Enfluran). Um das vorliegende Resultat besser mit den Ergebnissen anderer Untersucher vergleichen zu können, sei deshalb eine entsprechende Umrechnung vorgenommen. In diesem Fall führen 1,66 MAC Enfluran und erst 2,4 MAC Halothan zu einer Abnahme der Kontraktilität um 50%. Enfluran entfaltet also gegenüber Halothan einen 1,3 mal stärkeren Myokard-Effekt.

Ein abschließendes Urteil über die kardiodepressive Potenz von Halothan und Enfluran beim Menschen ist gegenwärtig wegen der geringen Anzahl vergleichender Untersuchungen nicht möglich, selbst dann nicht, wenn man die zahlreichen Arbeiten mit in die Betrachtungen einbeziehen würde, die sich auf die Beschreibung der Herzkreislaufwirkungen beschränken; also die Myokardkontraktilität im besonderen unberücksichtigt lassen. Die konträren Ergebnisse von Bahlman et al. *(4)* und von Smith et al. *(64)* einerseits und von Kaplan et al. *(34)* andererseits mögen u.a. darauf zurückzuführen sein, daß die ersten Arbeiten aus der Sicht der Autoren gar nicht als vergleichende Studien konzipiert, sondern erst in der vorliegenden Arbeit „hilfsweise" einander gegenübergestellt wurden; vielleicht aber spiegelt die Diskrepanz auch nur die besonderen Schwierigkeiten wieder, unter denen die Messung der Myokardkontraktilität allein schon bei freiwilligen Versuchspersonen leidet.

Tabelle 4 faßt für die verschiedenen Arbeitsgruppen und Kontraktilitätsparameter die Relationen der am Myokard äquipotenten MAC-Werte von Enfluran und Halothan zusammen, wobei die Zahlen ausdrücken sollen, daß um den jeweils angegebenen Faktor der MAC-Wert von Enfluran gegenüber dem von Halothan höher (Relation > 1) oder niedriger (Relation < 1) konzentriert sein muß, um bei der von Tierart zu Tierart wechselnden äquianaesthetischen Konzentration mit Halothan wirkungsgleich zu werden.

4.4 Gegenüberstellung der in-vitro- und in-vivo-Vergleichsergebnisse zur myokardialen Nebenwirkung von Halothan und Enfluran

Die vorliegende Studie soll die Frage beantworten, ob insbesondere die an isolierten Papillarmuskeln erhobenen Befunde zur myokardialen Nebenwirkung von Inhalationsanaesthetica auch für die praktische Anaesthesie von Bedeutung sind.

Ausgehend von der Analyse der in-vitro-Experimente ist auf dem Weg über entsprechende Untersuchungen am Herz-Lungen-Präparat, am intakten Versuchstier bis hin zu den am Menschen gewonnenen Erkenntnissen ein sehr buntes, oft widersprüchliches Bild entstanden. Es soll nun geprüft werden, inwieweit sich dieses Bild vereinheitlichen läßt, wenn man *alle* Ergebnisse auf eine gemeinsame Vergleichsbasis stellt.

4.4.1 Die Höhe der am Myokard äquipotenten Konzentrationen von Halothan und Enfluran in Abhängigkeit von den Versuchsbedingungen und der Wahl der Kontraktilitätsparameter

In Tabelle 5 sind für Halothan und Enfluran jene äquipotenten Volumenkonzentrationen zusammengestellt, die eine halbmaximale (50%ige) Reduktion der Meßgrößen verursachen. Sie mußten vielfach erst aus dem zur Verfügung stehenden Datenmaterial berechnet oder aber — einen linearen Dosis-Wirkungszusammenhang wenigstens im Bereich zwischen viertel- und halbmaximaler Reduktion angenommen — extrapoliert werden. Die Verhältniszahlen zwischen den Volumen-Konzentrationsangaben sind die Quotienten aus der jeweiligen Enfluran- und Halothan-Konzentration und geben somit an, um welchen Faktor Enfluran höher dosiert werden muß, um am Myokard die gleiche Wirkung wie Halothan zu entfalten (Äquipotenzrelation).

Betrachtet man zunächst einmal die Vol.% Angaben, so fällt auf, daß die zur Erzeugung einer 50%igen Kontraktilitätsabnahme notwendigen Anaesthetica-Mengen dann am *niedrigsten* sind, wenn bei den Papillarmuskelversuchen mit sehr *langsamer* Kontraktionsfolge gearbeitet *(8, 37, 59, 70)* oder bei den Tierversuchen der Parameter dp/dt_{max} gewählt wurde *(55, 72, 73)*. Während nämlich unter in-vivo-Bedingungen Kontraktionsfrequenz, Vor- und Nachlast konstant bleiben, wird beim intakten Tier dp/dt_{max} in erheblichem Maße durch die ebenfalls Anaesthetica-induzierten Änderungen der Vor- und Nachbelastung und der Frequenz bestimmt. Wie sehr die Wirkung in ihrem Ausmaß vom jeweiligen Parameter abhängt, läßt sich an den Ergebnissen von Calverley et al. *(9)* demonstrieren: Während 1 MAC Enfluran (1,86 Vol.%) nach fünfstündiger Narkose an gesunden Freiwilligen dp/dt_{max} um die Hälfte sinken läßt, nimmt die gleichzeitig registrierte Amplitude der IJ-Welle im Cardioballistogramm nur um ein Drittel ab.

Wenn Merin et al. *(43)* demgegenüber *trotz* Benutzung von dp/dt_{max} vergleichsweise hohe Narkotica-Konzentrationen (Tabelle 4) benötigen, dann wahrscheinlich deshalb, weil sie ihre Versuche *ohne* Lachgas-Basisnarkose an chronischen, *trainierten* Hunden vornehmen, worauf sie bei der Interpretation ihrer Ergebnisse mit besonderem Nachdruck hinweisen.

Insgesamt kann man aufgrund der sich hier darstellenden Unterschiede bezüglich der für eine halbmaximale Kontraktilitätseinbuße notwendigen Dampfkonzentrationen zunächst einmal feststellen, daß weder die Auswahl des Versuchstieres noch die grundsätzlichen Versuchsbedingungen (in vivo, in vitro) diese Differenzen zu erklären vermögen; denn schließlich finden sich niedrige *und* hohe Konzentrationen sowohl bei Versuchen an isolierten Papillarmuskeln der *Katze* als auch bei Messungen am intakten *Hund* bzw. am *Menschen.* Es handelt sich hier um Streuungen, die durch die Wahl des jeweiligen Kontraktilitätsparameters und durch methodische Details verursacht sind.

Was z.B. die von einigen Untersuchern angewandte Methode, Narkotica-Effekte auf der Basis
einer Sauerstoff-Lachgas-Analgesie zu bestimmen *(5, 72, 73)*, anbelangt, so ist sie wegen der
bei verschiedenen Tierarten nicht einheitlichen pharmakologischen Eigenschaften von Lachgas
recht problematisch. Immerhin entfaltet Stickoxydul am Herzen einen negativ inotropen Effekt *(22, 24, 50, 52)*, der jedoch bei Katze und Mensch durch eine alpha-stimulierende Wirkung verschleiert wird *(4, 22, 24, 63)*.
Nachdem nun die möglichen Ursachen für die teilweise beachtlichen Abweichungen der zur
Erzeugung einer halbmaximalen Kontraktilitätsminderung erforderlichen Anaesthetica-Konzentrationen erörtert wurden, sollen Halothan und Enfluran auf ihre unterschiedliche kardiodepressive Potenz hin miteinander verglichen werden.
Aus Tabelle 5 geht hervor, daß die getrennt für jeden Untersucher und zum Teil aus mehreren
Kontraktilitätsparametern gemittelten Äquipotenzrelationen zwischen 4,1 *(34, 59, 70)* und
1,1 *(8)* schwanken, daß jedoch die meisten der übrigen Werte sehr nahe bei dem in dieser Arbeit ermittelten Wert von 2,5 liegen, und zwar unabhängig davon, ob die Versuche in vitro,
in vivo, an Hunden, Katzen oder Affen durchgeführt wurden.
Während also die ausschließlich am Myokard ermittelten Äquipotenzrelationen ein recht ein-
heitliches Bild bieten, weichen die Unterschiede zwischen Halothan und Enfluran hinsichtlich
ihrer Myokard-Effekte deutlich voneinander ab, wenn sie auf der Basis der speciesabhängigen
MAC-Werte dargestellt werden. Denn wie aus Tabelle 4 hervorgeht, hatten die Untersuchungen am isolierten Papillarmuskel und am isolierten Herzen der *Katze* einen deutlich geringeren Myokard-Effekt von Enfluran erbracht; bei den *Hunde*-Versuchen, gleichgültig ob am
Herz-Lungen-Präparat oder am intakten Tier, wirkte demgegenüber in der Mehrzahl der Fälle
Halothan günstiger als Enfluran. Die an Affen vorgenommenen Experimente (allerdings bei
Anwendung der MAC-Werte des Menschen!) ließen keinen Unterschied erkennen. Beim Menschen sind die bisher vorliegenden Ergebnisse widersprüchlich, scheinen aber für einen etwas
geringeren Neben-Effekt von Enfluran am Herzen zu sprechen.

4.4.2 Zur Frage der Speciesabhängigkeit der für das Myokard ermittelten Äquipotenzrelationen

Wenn aber die meisten der am Myokard *verschiedener* Tierspecies ermittelten Äquipotenzrelationen recht nahe beieinander liegen, die Vergleichsergebnisse bei Berücksichtigung der artspezifischen narkotischen Wirksamkeit von Halothan und Enfluran hingegen eine deutliche
Speciesabhängigkeit erkennen lassen, dann spricht das dafür, daß die zwischen den verschiedenen Untersuchergruppen bestehenden Diskrepanzen dadurch verursacht sind, daß die Vergleichsergebnisse am Herzen von vornherein durch Berücksichtigung der für das jeweilige Versuchstier typischen MAC-Werte determiniert werden. Diese Feststellung sei anhand einiger
Beispiele erläutert:
Geht man für *verschiedene* Tierspecies von der *gemeinsamen* Äquipotenzrelation von 2,5 aus
(eigene Ergebnisse; siehe Abschnitt 3.1.3), so errechnet sich nach Division dieses Wertes durch
die MAC-Relation von 2,6 ($MAC_{Enfl.}/MAC_{Haloth.}$), wie sie typisch für den *Hund* ist, ein
Quotient von 0,96, also kleiner 1, d.h. daß Enfluran bei diesem Versuchstier einen gegenüber
Halothan stärkeren Myokard-Effekt entfaltet, ein Ergebnis, das den an Hunden erhobenen
Befunden entspricht *(1, 2, 43, 72, 73)*. Legt man die MAC-Relation der *Katze* zugrunde (das
ist 1,5), so zeigt der Quotient von 1,7 an, daß bei diesem Tier von Enfluran ein wesentlich geringerer Myokard-Effekt ausgeht, was schon von Sugai et al. *(70)*, Shimosato et al. *(59)*,
Kemmotsu *(37)* und Fischer *(23)* und in einer eigenen Veröffentlichung *(61)* beschrieben
wurde.

Tabelle 5. Eingetragen sind die von verschiedenen Arbeitsgruppen ermittelten *Enfluran*- und *Halothan*-Konzentrationen (in Vol.%), die am Myokard des jeweiligen Versuchstieres eine Reduktion des Kontraktilitätsparameters um 50% verursachen. Die Äquipotenzrelationen geben an, um welchen Faktor Enfluran gegenüber Halothan höher konzentriert sein muß, um am Myokard äquipotent zu sein.

Der Mittelwert aller Äquipotenzrelationen beträgt 2,6. Bemerkenswert ist nun die Tatsache, daß dieser Wert im Einzelfall sowohl von Untersuchern, die mit Katzen (in vitro oder in vivo) experimentieren, als auch von solchen, die mit Hunden und Affen arbeiten, überraschend oft und in guter Annäherung erreicht wird. Weitere Erläuterungen im Text.

+ Krayenbühlscher Kontraktilitätsindex

	V_{max}		V_0 / V_{CE}		ΔL_i		K_0		dk/dt_{max} / dp/dt_{max}		Systol. Zeit-Intervalle PEP		$1/(PEP)^2$		Ampl. IJ-Welle		$\overline{x}$ Spalte	Species
	E	H	E	H	E	H	E	H	E	H	E	H	E	H	E	H	1 – 8	
Sugai et al. *(70)*	3.6	0.7					2.9	0.8	2.4	0.6								
Shimosato et al. *(59)*	5.1						3.6		4.0								4.2	
Brown und Crout *(8)*							1.2	1.1	1.5	1.4							1.1	
							1.1		1.1									
Kemmotsu *(37)*	2.1	0.9					1.8	0.7	1.7	0.6							2.6	Katze
	2.3						2.6		2.8									2.7
Siepmann et al. *(61)*			6.0	2.2	5.8	2.2	3.8	1.8	3.8	1.8							2.5	
			2.7		2.6		2.4		2.1									
Fischer *(23)*	5.5	1.7	4.2	1.3					3.9	1.4							3.1	
	3.2		3.2						2.8									
v. Ackern und Peter *(2)*									3.5	2.2							1.6	
									1.6									
Beer und Beer+ *(6)*									5.2	2.1							2.5	
									2.5+									
Tarnow et al. *(73)*									1.7	0.8							2.1	Hund
									2.1									2.2
Merin et al. *(43)*									3.7	1.5							2.5	
									2.5									
Ritzman et al. *(55)*									1.5	0.6							2.5	Affe
									2.5									
Bahlmann et al. *(4)*															2.8	1.6	1.8	
Smith et al. *(64)*																1.8		Mensch
Kaplan et al. *(34)*											4.2	0.8	2.7	0.9			4.2	
											5.3		3.0					

Der Mensch nähme eine Zwischenstellung ein, denn bei einer für ihn charakteristischen MAC-Relation von 2,1 verbliebe für Enfluran nur noch eine um 15% geringere Beeinflussung der Inotropie bzw. Kontraktilität des Herzens.

Insgesamt lassen diese Überlegungen vermuten, daß nicht so sehr die Wahl des Versuchstieres, sondern erst die verschiedenen, weil artspezifischen MAC-Relationen die Vergleichsergebnisse bestimmen.

Möglicherweise gingen Kemmotsu *(37)* und Ritzman et al. *(55)* zu Recht bei ihren Untersuchungen an Katzenpapillarmuskeln bzw. am intakten Affen von den MAC-Werten des Menschen aus, um zu klinisch relevanten Ergebnissen zu gelangen! Bei diesem methodischen Ansatz unterstellten sie jedoch unausgesprochen, daß das Warmblüter-Myokard im Gegensatz zum Zentralnervensystem auf Inhalationsanaesthetica *nicht* in artspezifisch unterschiedlicher Weise reagiert bzw. daß die *Haupt*-Wirkungen der untersuchten Narkosemittel, nicht jedoch ihre *Neben*-Wirkung am Herzen speciesabhängig seien.

Solange für diese Hypothese keine direkten Beweise vorliegen, gilt um so mehr die von Shimosato *(60)* erhobene Forderung, die Myokardwirkung von Anaesthetica prinzipiell zuerst immer unter Außerachtlassung ihrer narkotischen Potenz zu ermitteln. Hätten sich nämlich in der Folgezeit alle Untersucher an diesen einleuchtenden Grundsatz gehalten, dann wäre unmittelbar deutlich geworden, daß die Vergleichsergebnisse zahlreicher Autoren *(6, 23, 37, 43, 55, 61, 72, 73) tatsächlich* übereinstimmen und nicht, wie aufgrund der publizierten, auf der Basis von MAC-Relationen erhobenen Daten und Resultate angenommen werden mußte, voneinander abweichen.

Faßt man nun das Ergebnis dieses an Katzenpapillarmuskeln vorgenommenen Vergleichs zwischen Halothan und Enfluran zusammen, so darf für Enfluran und bei der *Katze* eine gegenüber Halothan um ca. 70% geringere Myokardwirkung als gesichert gelten.

Geht man jedoch von den Halothan- bzw. Enfluran-Konzentrationen aus, die beim *Menschen* den gleichen narkotischen Effekt besitzen, dann wirkt Enfluran nur noch um 15% weniger kardiodepressiv als Halothan.

Die vorliegende Arbeit, in der die myokardialen Nebenwirkungen von Halothan und Enfluran in einem über die eigenen Versuche an isolierten Papillarmuskeln hinausgehenden Zusammenhang dargestellt und besprochen wurden, liefert einige Hinweise dafür, daß dieser Schluß von in-vitro-Experimenten auf den Menschen zumindest bei *vergleichenden* Untersuchungen mit Inhalationsanaesthetica zulässig sein könnte, daß er jedenfalls nicht zu einer in der praktischen Anwendung gefährlich werdenden Fehleinschätzung des Wirkungsunterschiedes führt. Insofern kann der Papillarmuskel durchaus als Myokard-Modell geeignet sein, die für den klinisch tätigen Anaesthesisten bei seiner Suche nach immer „besseren" Anaesthetica auftretenden Fragen beantworten zu helfen.

So schließen diese Betrachtungen mit der Feststellung ab, daß die meisten *tier*-experimentellen Versuchsergebnisse zur Myokardwirkung der untersuchten Narkosedämpfe der „klinischen Realität" erst dann am nächsten kommen, wenn man ihre Nebenwirkungen am Herzen — von einer bisher unbewiesenen Hypothese ausgehend — an ihrer für den *Menschen* typischen narkotischen Potenz mißt.

5 Zusammenfassung

I. Die modernen Inhalationsanaesthetica gehören zwar wegen ihrer guten Steuerbarkeit zu den
am häufigsten benutzten Narkotica überhaupt, sind jedoch nicht frei von schwerwiegenden
Nebenwirkungen auf Herz und Kreislauf sowie auf Leber und Niere.
Vor allem ihre Rückwirkungen auf das Herz-Kreislaufsystem können zur Ursache gefährlicher
Narkosekomplikationen werden, weshalb immer wieder neue Inhalationsanaesthetica mit ge-
ringeren kardialen Effekten gesucht werden.
In der vorliegenden Arbeit werden die direkten Myokard-Wirkungen der beiden z.Zt. gebräuch-
lichsten Narkosedämpfe, Halothan und Enfluran, am isolierten Papillarmuskel miteinander
verglichen; außerdem wird am Beispiel des Enfluran untersucht, inwieweit sich die myokardialen Wirkungen der Inhalationsanaesthetica im in-vitro-Experiment durch Änderungen der
Versuchsbedingungen (Temperatur, Kontraktionsfrequenz und pH-Wert) beeinflussen lassen.
Dazu wurde ein neues Verfahren zur Verabreichung volatiler Anaesthetica eingesetzt, das es
durch Verzicht auf die sonst unumgängliche und zeitabhängige Aufsättigung der Nährlösung
mit diesen Dämpfen ermöglichte, in vergleichsweise kurzer Zeit Dosis-Wirkungs-Beziehungen
zu ermitteln, so daß beide Narkotica jeweils an einem Papillarmuskel getestet werden konnten.
Durch gaschromatographische Bestimmung der Löslichkeitskoeffizienten von Halothan und
Enfluran in Tyrode-Glucose-Lösung ließen sich aus den im Organbad vorliegenden Dampfkonzentrationen (in Gewichtsanteilen) die analogen Volumen-Konzentrationen berechnen.
Die Myokardwirkung der untersuchten Narkotica wurde durch Bestimmung von Kraft-Ge-
schwindigkeits-Relationen erfaßt, aus denen dann Dosis-Wirkungsbeziehungen für die Parameter Verkürzung, Verkürzungsgeschwindigkeit (isotonische Kontraktion), Kraft und Kraftanstiegsgeschwindigkeit (isometrische Kontraktion) abgeleitet wurden.

II. Die Versuche führten zu folgenden Ergebnissen:
1. Die Äquipotenzrelation, d.h. das Verhältnis der am Myokard äquieffektiven Enfluran- zu
Halothan-Konzentrationen, beträgt, gemittelt für alle Parameter, 2,5; Enfluran wirkt also um
diesen Faktor weniger stark kardiodepressiv als Halothan.
2. Für beide Inhalationsanaesthetica gilt, daß unter isotonischen Kontraktionsbedingungen
die für eine definierte Abnahme der Verkürzung und Verkürzungsgeschwindigkeit notwendigen Dampfkonzentrationen um 25% (Halothan) bzw. 50% (Enfluran) höher sind als bei isometrischer Kontraktion. Daraus folgt, daß vor allem die Leistung des nachbelasteten Myokards durch Halothan und Enfluran stark beeinträchtigt wird.
3. Unter steigenden Enfluran-Konzentrationen (mg%) geht die Temperaturabhängigkeit der
Geschwindigkeitsparameter mehr und mehr verloren, während sie für die Parameter „Verkürzung" und „Kraftentwicklung" erhalten bleibt.
Setzt man die analogen Volumen-Konzentrationen ein, so zeigt sich, daß wegen der durch Abkühlung verbesserten Löslichkeit von Enfluran bei niedrigen Temperaturen geringere Volumen-Konzentrationen notwendig sind. So sind z.B. bei 37°, 32° und 27°C die Enfluran-Konzentrationen 3,2, 2,6 und 1,9 Vol.% wirkungsgleich. Bei in-vitro-Versuchen, die meistens bei

niedrigeren Temperaturen durchgeführt werden als in-vivo-Experimente, wird deshalb die Myokardwirkung von Inhalationsanaesthetica „überschätzt", und zwar errechnet sich für Enfluran eine Differenz von 15-20%, wenn man die bei 37° und 32°C ermittelten, äquieffektiven Konzentrationen miteinander vergleicht.

4. Die Kontraktionsfrequenz bestimmt wegen ihrer Rückwirkung auf den „kontraktilen Zustand" des Myokards dessen Empfindlichkeit gegenüber Enfluran ganz erheblich.
So vermag eine Verdoppelung der Reizfrequenz von 7 auf 14 Kontraktionen pro Minute den Effekt von 0,9 Vol.% Enfluran und eine weitere Verdoppelung oder Verdreifachung (je nach Parameter) den Effekt von 2 Vol.% auszugleichen. Kombiniert man eine niedrige Reizfrequenz mit einer niedrigen Temperatur, so ergänzen sich diese Effekte: Bei 22°C und einer Kontraktionsfrequenz von 15/min wirkt Enfluran etwa 2-3 mal stärker auf die kontraktilen Myokardeigenschaften ein als bei 32°C und 30 Kontraktionen pro Minute.

5. Änderungen des pH-Wertes innerhalb eines Bereiches von 7,2 bis 7,4 verursachen keine nennenswerte Beeinflussung der Myokardwirkung von Halothan und Enfluran.

III. Bei dem in der vorliegenden Arbeit mitgeteilten Ergebnis, nach dem Halothan am isolierten Papillarmuskel eine 2,5 mal stärkere Depression verursacht als Enfluran, ist die unterschiedliche, allerdings artspezifische narkotische Potenz beider Anaesthetica nicht berücksichtigt.
Legt man deshalb zunächst einmal die für die Katze charakteristischen äquinarkotischen Konzentrationen zugrunde, so unterscheiden sich die beiden Dämpfe hinsichtlich ihrer myokardialen Nebenwirkung nur noch um den Faktor 1,7.
Geht man noch einen Schritt weiter und vergleicht die Myokardeffekte von Halothan und Enfluran auf der Basis der für den Menschen typischen äquinarkotischen Konzentrationen, so muß Enfluran nur noch um den Faktor 1,15 höher konzentriert werden, um mit Halothan am Myokard wirkungsgleich zu sein. Das heißt, daß von Enfluran im Bereich klinisch auftretender Konzentrationen und bei vergleichbarer Narkosetiefe ein um 15% geringerer Myokardeffekt ausgeht.
Die Zulässigkeit, in dieser Weise in-vitro-Befunde mit dem Narkosemittelbedarf des Menschen zu verknüpfen, wurde durch Gegenüberstellung der in den letzten Jahren veröffentlichten Vergleichsergebnisse zur myokardialen Nebenwirkung von Halothan und Enfluran überprüft.
Dabei zeigte sich, daß die für das Myokard ermittelten Äquipotenzrelationen überraschend oft den Wert von 2,5 erreichten, und zwar unabhängig davon, ob die Versuche in vivo, in vitro, an Katzen, Hunden oder Affen durchgeführt wurden.
Dieses Resultat stützt die von einigen Autoren a priori ihren Experimenten unterstellte Hypothese, nach der das Myokard der Säugetiere im Gegensatz zu ihrem Zentralnervensystem auf die dampfförmigen Narkotica nicht in artspezifisch unterschiedlicher Weise reagiert.
Die Übereinstimmung der eigenen Befunde mit denen unter vergleichbaren oder auch grundsätzlich verschiedenen methodischen Ansätzen und Bedingungen erhobenen Ergebnissen anderer Untersucher kann ein Hinweis dafür sein, daß der isolierte Papillarmuskel für vergleichende Untersuchungen durchaus geeignet ist, die für die praktische Anaesthesie und deshalb am Narkosemittelbedarf des Menschen orientierten Fragen zur Myokardwirkung von Inhalationsanaesthetica beantworten zu helfen.

6 Summary

I. Modern inhalation anesthetics are the most frequently used anesthetics because of their good controllability. However, they are not free from serious side-effects on heart and circulation as well as on the liver and kidney.

Above all, their effects on the cardiovascular system may cause dangerous complications. For this reason, new inhalation anesthetics with less pronounced cardiac effects are being continuously looked for.

In the present paper, the direct myocardial effects on the isolated papillary muscle of the two anesthetic gases that are most frequently used today (halothane and enflurane) were compared. In addition, the extent to which the myocardial effects of inhalation anesthetics can be influenced by alterations of experimental conditions (temperature, contraction frequency and pH value) was investigated in vitro using enflurane.

A new method for administering volatile anesthetics was used by dispensing with the otherwise unavoidable and time-dependent saturation of the nutrient solution with these vapors. This enables dose-effect relations to be determined in a comparatively short time, so that the two anesthetics could be tested on one papillary muscle.

By gas chromatographic determination of the solubility coefficients of halothane and enflurane in Tyrode's glucose solution, the analogous volume concentrations could be calculated from the vapor concentrations present in the organ bath (in parts by weight).

The myocardial effect of the anesthetics investigated was detected by determination of relations between force and speed of shortening. From these, dose-effect relations for the parameters shortening, speed of shortening (isotonic contraction), force, and rate of increase in force (isometric contraction) were then derived.

II. The studies led to the following results:

1. The equipotency relation, i.e., the ratio of enflurane to halothane concentrations that were equieffective on the myocardium was 2.5 (averaged for all parameters); enflurane is thus 2.5 times less cardiodepressive than halothane.

2. Under isotonic contraction conditions, the vapor concentrations necessary for a defined decrease of shortening and rate of shortening are 25% (halothane) and 50% (enflurane) higher than in isometric contraction. It follows from this that the heavily afterloaded myocardium is especially greatly depressed by halothane and enflurane.

3. Under increasing enflurane concentrations (mg%), the temperature dependence of the velocity parameters is increasingly lost, whereas it is maintained for the parameters "shortening" and "force development".

If the analogous volume concentrations are used, it is shown that because of the improved solubility of enflurane due to cooling, lower volume concentrations are required at lower temperatures. Thus, the enflurane concentrations 3.2, 2.6, and 1.9 vol.% have the same action at $37°$, $32°$, and $27°C$ respectively. In in vitro studies, which are mostly carried out at lower temperatures than in vivo experiments, the myocardial effect of inhalation anesthetics is therefore "overestimated." A difference of 15%-20% is calculated for enflurane when the equieffective concentrations determined at $37°$ and $32°C$ are compared.

4. Through its effect on the "contractile state" of the myocardium, the rate of contraction has a substantial effect on its sensitivity to enflurane.
A doubling of the stimulus frequency from 7 to 14 contractions per minute can compensate the effect of 0.9 vol.% enflurane and a further doubling or tripling (depending on the parameter) can compensate the effect of 2 vol.%. If a low stimulus frequency is combined with a low temperature, these effects complement each other: at 22°C and a contraction frequency of 15/min, enflurane has an effect on the contractile properties of the myocardium about two to three times greater than at 32°C and 30 contractions per minute.
5. Alteration of the pH values within a range from 7.2 to 7.4 does not cause any noteworth effect on the myocardial action of halothane and enflurane.
III. In the results communicated in the present paper according to which halothane causes a depression of isolated papillary muscle about 2.5 times greater than enflurane, the dissimilar but species-specific anesthetic potency of the two anesthetics has not been taken into account. If one first takes the equinarcotic concentrations characteristic for the cat, the two vapors by the factor 1.7 only differ with regard to their myocardial side-effects.
If one goes a step further and compares the myocardial effects of halothane and enflurane on the basis of the equinarcotic concentrations typical for humans, enflurane must be 1.15 times more concentrated to have the same effect as halothane on the myocardium. This means that enflurane has a 15% lower myocardial effect in the region of clinically occurring concentrations and at comparable depth of anesthesia.
The admissibility of relating in vitro findings obtained in this way with the anesthetic requirements in man was checked by correlating the comparative results in myocardial side-effects of halothane and enflurane published in recent years.
It was shown here that the equipotency relations determined for the myocardium reached surprisingly often the value of 2.5 irrespective of whether the trials were carried out in vivo, in vitro, in cats, dogs, or apes.
This result supports the a priori hypothesis imputed by some authors that in contrast to their central nervous system, the myocardium of mammals does not react to anesthetic vapors with species-specific differences.
Our own results agreed with those obtained by other authors under comparable or even fundamentally different methodological approaches and conditions. This may indicate that the isolated papillary muscle is quite suitable for comparative studies relating to practical anesthesia as well as questions concerning the anesthetic requirements of human and the myocardial action of inhalation anesthetics.

7 Literatur

1. Ackern, v., K., Peter, K.: Wirkung von Ethrane auf das cardio-vasculäre System. In: Kreuscher, H. (Hrsg.): Ethrane. Neue Ergebnisse in Forschung und Klinik: 31-44, Stuttgart: Schattauer 1975
2. Ackern, v., K., Peter, K.: Der Einfluß von Ethrane auf das Herzkreislaufsystem. In: Brückner, J.B. (Hrsg.): Inhalationsanaesthesie mit Ethrane. Anaesthesiologie und Wiederbelebung *99*, 97-109 (1976)
3. Allott, P.R., Steward, A., Flook, V., Mapleson, W.W.: Variation with temperature of the solubilities of inhaled anesthetics in water, oil and biological media. Brit. J. Anaesth. *45*, 294-300 (1973)
4. Bahlman, S.H., Eger II, E.I., Halsey, M.J.: The cardiovascular effect of halothane in man during spontaneous ventilation. Anesthesiology *35*, 494-502 (1972)
5. Beer, D., Beer, R., Wolff, v., A., Duffner, H.: Die Einwirkung des neuen Inhalationsnarkotikums Ethrane auf die Myocardkontraktilität und Hämodynamik im Vergleich zu Halothane. Anaesthesist *22*, 192-197 (1973)
6. Beer, D., Beer, R.: Die Beeinflussung der Myocardkontraktilität und Hämodynamik durch Ethrane beim Hund. In: Lawin, P., Beer, R., (Hrsg.): Ethrane. Anaesthesiologie und Wiederbelebung *84*, 94-101 (1974)
7. Botty, C., Brown, B., Stanley, V., Stephen, C.R.: Clinical experiences with compound 347, a halogenated anesthetic agent. Anesth. Analg. Curr. Res. *47*, 499-505 (1968)
8. Brown, B.R., Crout, J.R.: A comparative study of the effects of five general anesthetics on myocardial contractility. I. Isometric conditions. Anesthesiology *34*, 236-245 (1971)
9. Calverley, R.K., Smith, N.T., Prys-Roberts, C., Eger II, E.I., Jones, C.W., Ramme, F.B.: Cardiovascular effects of prolonged enflurane anesthesia in man. Abstracts of Scientific Papers, ASA Annual Meeting: 57-58 (1975)
10. Carney, F.M.T., Dyke, van, R.A.: Halothane hepatitis: a critical review. Anesth. Analg. Curr. Res. *51*, 135-160 (1972)
11. Cherkin, A., Catchpool, J.F.: Temperature dependence of anesthesia in goldfish. Science *144*, 1460-1472 (1964)
11a. Cousins, M.J., Greenstein, L.R., Hitt, B.A., Mazze, R.I.: Metabolism and renal effects of enflurane in man. Anesthesiology *44*, 44-53 (1976)
12. Craythorne, N.W.B., Darby, T.D.: The cardiovascular effects of nitrous oxide in the dog. Brit. J. Anaesth. *37*, 560-565 (1965)
13. Deutsche Abbott GmbH, Ingelheim a. Rhein: Beipackzettel in den Ethrane-Verpackungen.
14. Dobkin, A.B., Heinrich, R.G., Israel, J.S., Levy, A.A., Neville, J.F., Ounkasem, K.: Clinical and laboratory evaluation of a new inhalation agent: compound 347 (CHF_2-O-CF_2-CHFCl). Anesthesiology *29*, 275-287 (1968)
15. Dobkin, A.B., Nishioka, K., Gengaje, D.B., Kim, D.S., Evers, E., Israel, J.S.: Ethrane (compound 347) anesthesia. A clinical and laboratory review of 700 cases. Anesth. Analg. Curr. Res. *48*, 477-494 (1969)
16. Dyke, van, R.A.: Biotransformation of volatile anesthetics with special emphasis of the role of metabolism in the toxicity of anaesthetics. Canad. Anaesth. Soc. J. *20*, 21-33 (1973)
17. Edman, K.A.P., Nilsson, E.: The mechanical parameters of myocardial contraction studied at a constant length of the contractile element. Acta Physiol. Scand. *72*, 205-219 (1968)
18. Edman, K.A.P., Nilsson, E.: The Dynamics of the inotropic change produced by altered pacing of rabbit papillary muscle. Acta Physiol. Scand. *76*, 236-247 (1969)
19. Edman, K.A.P., Nilsson, E.: Relationships between force and velocity of shortening in rabbit papillary muscle. Acta Physiol. Scand. *85*, 488-500 (1972)
20. Eger II, E.I., Brandstater, B., Saidman, L.J., Regan, M.J., Severinghaus, J.W., Munson, E.S.: Equipotent alveolar concentration of methoxyflurane, halothane, diethyl ether, fluroxene, cyclopropane, xenon and nitrous oxide in the dog. Anesthesiology *26*, 771-777 (1965)

20a. Eger II, E.I., Saidman, L.J., Brandstater, E.: Minimum alveolar concentration: a standard of
       anesthetic potency. Anesthesiology *26*, 756-763 (1965)

21.   Eger II, E.I., Lundgren, C., Miller, S.L., Stevens, W.C.: Anesthetic potencies of sulfur hexafluoride,
       carbon tetrafluoride, chloroform and ethrane in dogs: correlation with the hydrate and lipid
       theories of anesthetic action. Anesthesiology *30*, 129-135 (1969)

22.   Eisele, J.H., Smith, N.T.: Cardiovascular effects of 40 percent nitrous oxide in man. Anesth.
       Analg. *51*, 956-962 (1972)

23.   Fischer, K.J.: Tierexperimentelle Untersuchungen zur Quantifizierung der direkten Myocardeffekte
       äquinarkotischer Ethrane- und Halothane-Konzentrationen. In: Brückner, J.B. (Hrsg.): Inhalations-
       anaesthesie mit Ethrane. Anaesthesiologie und Wiederbelebung *99*, 43-57 (1976)

24.   Fukunaga, A.F., Epstein, R.M.: Sympathetic excitation during nitrous oxide-halothane anesthesia
       in the cat. Anesthesiology *39*, 23-36 (1973)

25.   Gad, J., Heymans, J.F.: Über den Einfluß der Temperatur auf die Leistungsfähigkeit der Muskel-
       substanz. Arch. Anat. Physiol. Suppl. *59*, 59-115 (1890)

26.   Gion, H., Saidman, L.J.: The minimum alveolar concentration of enflurane in man. Anesthesiology
       35, 361-372 (1971)

27.   Götz, E., Scholz, R.: Stoffwechselwirkung von Ethrane und Halothane in der isolierten perfundier-
       ten Rattenleber. In: Lawin, P., Beer, R. (Hrsg.): Ethrane. Anaesthesiologie und Wiederbelebung *84*,
       28-38 (1974)

28.   Goldberg, A.H., Ullrick, W.C.: Effects of halothane on isometric contractions of isolated heart
       muscle. Anesthesiology *28*, 838-845 (1967)

29.   Hill, A.V.: The heat of shortening and the dynamic constants of muscle. Proc. Roy. Soc. (London)
       Series B. *126*, 136-195 (1938)

30.   Hill, A.V.: Abrupt transition from rest to activity in muscle. Proc. Roy. Soc. (London) Series B.
       136, 399-420 (1949)

31.   Hollenberg, N.K., Mc Donald, F.D., Cotran, R., Galvanek, E.G., Warhol, M., Vandam, L.D.,
       Merril, J.P.: Irreversible acute oliguric renal failure. A complication of methoxyflurane anesthesia.
       New Engl. J. Med. *286*, 877-879 (1972)

32.   Hughes, H.C., Jr., Lang, G.M.: Hepatic necrosis produced by repeated administration of halothane
       to guinea pigs. Anesthesiology *36*, 466-471 (1972)

33.   Jong, de, R.H., Eger II, E.I.: MAC expanded: AD_{50} and AD_{95} values of common inhalation-
       anesthetics in man. Anesthesiology *42*, 384-389 (1975)

34.   Kaplan, J.A., Miller, E.D., Bailey, D.R.: A comparative study of enflurane and halothane using
       systolic time intervals. Anesth. Analg. *55*, 263-268 (1976)

35.   Kaufmann, R., Fleckenstein, A.: Die Bedeutung der Aktionspotential-Dauer und der Ca^{++}-Ionen
       beim Zustandekommen der positiv-inotropen Kältewirkung am Warmblüter-Myocard. Pflügers
       Arch. *285*, 1-18 (1965)

36.   Kaufmann, R.L., Antoni, H., Hennekes, R., Jacob, R., Kohlhardt, M., Lab, M.J.: Mechanical
       response of the mammalian myocardium to modifications of the action potential. Cardiovascular
       Res. (Suppl. I), 64-70 (1971)

37.   Kemmotsu, O.: Effects of inhalation anesthetics on myocardial contractility. Japan. J. Anaesth. *23*,
       402-413 (1974)

38.   Laasberg, L.H., Hedley-Whyte, J.: Halothane Solubility in Blood and Solutions of Plasma Proteins:
       Effects of Temperature, Protein Composition and Hemoglobin Concentration. Anesthesiology *32*,
       351-356 (1970)

39.   Lundborg, R.O., Milde, J.H., Theye, R.A.: Effect of nitrous oxide on myocardial contractility of
       dogs. Canad. Anaesth. Soc. J. *13*, 361-367 (1966)

40.   Martin, C.E., Shaver, J.A., Thompson, M.E.: Direct correlation of external systolic time intervals
       with internal indices of left ventricular function in man. Circulation *44*, 419-431 (1971)

41.   Mazze, R.I., Cousins, M.J., Kosek, J.C.: Dose-related methoxyflurane nephrotoxicity in rats: a
       biochemical and pathologic correlation. Anesthesiology *36*, 571-587 (1972)

41a. Mazze, R.I., Calverley, R.K., Smith, N.T.: Inorganic fluoride nephrotoxicity: Prolonged enflurane
       and halothane anesthesia in volunteers. Anesthesiology *46*, 265-271 (1977)

42.   Mehmel, H., Krayenbühl, H.P., Rutishauser, W.: Peak measured velocity of shortening in the canine
       left ventricle. J. Appl. Physiol. *29*, 637-645 (1970)

43.   Merin, R.G., Kumazawa, T., Luka, N.L.: Enflurane depresses myocardial function, perfusion, and metabolism in the dog. Anesthesiology *45*, 501-507 (1976)

44.   Munson, E.S., Saidman, L.J., Eger, E.I.: Effect of nitrous oxide and morphin on the minimum anesthetic concentration of fluroxene. Anesthesiology *26*, 134-139 (1965)

45.   Noble, M.I.M., Bowen, T.E., Hefner, L.F.: Force-velocity relationship of cat cardiac muscle, studied by isotonic and quickrelease techniques. Circ. Res. *24*, 821-833 (1969)

46.   Panner, B.J., Freeman, R.B., Roth-Moyo, L.A., Markowitch, W. Jr.: Toxicity following methoxyflurane anesthesia I. J. Amer. Med. Ass. *214*, 86-90 (1970)

47.   Paradise, R.R., Bibbins, F.: Comparison of the effects of equieffective concentrations of anesthetics on the force of contraction of isolated perfused rat hearts. Correlation with the equieffective anesthetizing partial pressures. Anesthesiology *31*, 349-355 (1969)

48.   Parmley, W.W., Chuck, L., Sonnenblick, E.H.: Relation of V_{max} to different models of cardiac muscle. Circ. Res. *30*, 34-43 (1972)

49.   Pollack, G.H.: Maximum velocity as an index of contractility in cardiac muscle. Circ. Res. *26*, 111-127 (1970)

50.   Price, H.L., Helrich, M.: The effect of cyclopropane, diethyl ether, nitrous oxide, thiopental and hydrogen ion concentration on the myocardial function of the dog heart-lung preparation. J. Pharmacol. Exp. Ther. *115*, 206-216 (1955)

51.   Price, H.L.: Calcium Reverses Myocardial Depression Caused by Halothane. Anesthesiology *41*, 576-579 (1974)

52.   Price, H.L.: Myocardial depression by nitrous oxide and its reversal by Ca^{++}. Anesthesiology *44*, 211-215 (1976)

53.   Raff, U., Stauber, W., Kissling, G.: Die Aussagekraft verschiedener Kontraktilitätsindizes beim Herzen in situ. Basic Res. Cardiol. *69*, 58-73 (1974)

54.   Regan, M.J., Eger II, E.I.: Effect of hypothermia in dogs on anesthetizing and apneic doses of inhalation agents. Determination of the anesthetic index (Apnea/MAC). Anesthesiology *28*, 689-700 (1967)

55.   Ritzman, J.R., Erickson, H.H., Miller, E.D.: Cardiovascular effects of enflurane and halothane on the rhesus monkey. Anesth. Analg. *55*, 85-90 (1976)

56.   Saidman, L.J., Eger II, E.I.: effect of nitrous oxide and of narcotic premedication on the alveolar concentration of halothane required for anesthesia. Anesthesiology *25*, 302-306 (1964)

57.   Saidman, L.J., Eger II, E.I., Munson, E.S., Babad, A.A., Muallem, M.: Minimum alveolar concentrations of methoxyflurane, halothane, ether and cyclopropane in man: correlation with theories of anesthesia. Anesthesiology *28*, 994-1002 (1967)

58.   Saidman, L.J.: The effects of ethrane (Correspondence). Anesthesiology *31*, 386-387 (1969)

59.   Shimosato, S., Sugai, N., Iwatsuki, N., Etsten, B.E.: The effect of ethrane on cardiac muscle mechanics. Anesthesiology *30*, 513-518 (1969)

60.   Shimosato, S.: The effects of ethrane (Correspondence). Anesthesiology *31*, 385-386 (1969)

61.   Siepmann, H.P., Lennartz, H., Pütz, E.: Die dosisabhängige Beeinflussung der Kontraktilität des isolierten Papillarmuskels der Katze durch Enflurane und Halothane. In: Brückner, J.B. (Hrsg.): Inhalationsanaesthesie mit Ethrane. Anaesthesiology und Wiederbelebung *99*, 71-81 (1976)

62.   Siepmann, H.P., Krossa, M., Arndt, J.O.: A new device to derive the force-velocity relationship of the isolated papillary muscle using a sonomicrometer and an electromagnet. Pflügers Arch. *364*, 195-197 (1976a)

63.   Smith, N.T., Eger II, E.I., Stoelting, R.K., Whayne, T.F., Cullen, D., Kadis, L.B.: The cardiovascular and sympathomimetic responses to the addition of nitrous oxide to halothane in man. Anesthesiology *32*, 410-421 (1970)

64.   Smith, N.T., Calverley, R.K., Prys-Roberts, C., Eger II, E.I., Jones, C.W.: The cardiovascular effects of nitrous oxide with enflurane anesthesia. Abstracts of Scientific Papers, ASA Annual Meeting: 55-56 (1975)

65.   Sonnenblick, E.H.: Implications of muscle mechanics in the heart. Fed. Proc. *21*, 975-990 (1962)

66.   Sonnenblick, E.H.: Force-velocity relations in mammalian heart muscle. Amer. J. Physiol. *202*, 931-939 (1962a)

67.   Sonnenblick, E.H.: Instantaneous force-velocity-length determinations in the contraction of heart muscle. Circ. Res. *16*, 441-451 (1965)

68.   Steward, A., Allott, P.R., Mapleson, W.W.: Solubility coefficients for inhaled anaesthetics for water, oil and biological media. Brit. J. Anaesth. *45*, 282-293 (1973)

69. Stoelting, R.K.: The effect of nitrous oxide on the minimum alveolar concentration of methoxyflurane needed for anesthesia. Anesthesiology *34*, 353-355 (1971)
70. Sugai, N., Shimosato, S., Etsten, B.E.: Effect of halothane on force-velocity relations and dynamic stiffness of isolated heart muscle. Anesthesiology *29*, 267-274 (1968)
71. Talley, R.C., Meyer, J.F., Mc Nay, J.L.: Evaluation of the pre-ejection period as an estimate of myocardial contractility in dogs. Am. J. Cardiol. *27*, 384-391 (1971)
72. Tarnow, J., Gethmann, J.W., Hess, W., Patschke, D., Weymar, A., Brückner, J.B.: Der Einfluß von Ethrane auf die Hämodynamik und die Sauerstoffversorgung des Myokards im Vergleich zu Halothane. Anaesthesist *23*, 281-290 (1974)
73. Tarnow, J., Brückner, J.B., Eberlein, H.J., Gethmann, W., Hess, W., Patschke, D.: Hämodynamik, Myokardkontraktilität und Sauerstoffverbrauch des linken Ventrikels unter Ethrane, Halothane und Forane. In: Brückner, J.B. (Hrsg.): Inhalationsanaesthesie mit Ethrane, Anaesthesiologie und Wiederbelebung, *99*, 83-95 (1976)
74. Taves, D.R., Gillies, A.J., Freeman, R.B., Fry, B.W.: Toxicity following methoxyflurane anesthesia III. J. Amer. Med. Ass. *214*, 96-97 (1970)
75. Torri, G., Damia, G., Fabiani, M.L., Frova, G.: Uptake and elimination of enflurane in man. A comparative study between enflurane and halothane. Brit. J. Anaesth. *44*, 789-794 (1972)
76. Veragut, O.P., Krayenbühl, H.P.: Estimation and quantification of myocardial contractility in the closed chest dog. Cardiologia (Basel) *47*, 96-112 (1965)
77. Virtue, R.W., Lund, L.O., Mc Kinley, P., Vogel, J.H.K., Beckwitt, H., Heron, M.: Difluoromethyl 1.1.2-trifluoro-2-chloroethyl ether as an anesthetic agent: Results with dogs, and a preliminary note on abservations with man. Canad. Anaesth. Soc. J. *13*, 233-241 (1966)
78. Webb, G.E., Jones, D., Grover, F.L., Zander, H.L., Hubbard, A.M.: Regional myocardial flow during halothane anesthesia. Abstracts of Scientific Papers, ASA Annual Meeting (1976)

8 Signifikanz-Tabellen

Tabelle 6. Größe der Irrtumswahrscheinlichkeit für unterschiedliche Myokardeffekte ansteigender (H)alothan- und (E)nfluran-Konzentrationen bzw. für unterschiedliche Myokardeffekte gleicher Halothan- und Enfluran-Konzentrationen. Siehe hierzu auch Abb. 3

	Verkürzung ΔL_i		Verk.Geschw. V_o		Kraft K_o		Kraftanstiegs-geschw. dk/dt_{max}	
	H	E	H	E	H	E	H	E
	$p <$		$p <$		$p <$		$p <$	
Kontrolle und 5,5 mg%	0,005	0,025 0,005	0,001	0,01 0,001	0,005	0,02 0,005	0,001	0,005 0,001
5,5 mg und 10,0 mg	0,001	0,05 0,001	0,001	0,005 0,001	0,02	0,001 0,005	0,001	0,01 0,02
10,0 mg und 15,0 mg	0,005	0,005 0,001	0,005	0,001 0,001	0,01	0,001 0,001	0,001	0,02 0,001

Tabelle 7. Größe der Irrtumswahrscheinlichkeiten für unterschiedliche Myokardeffekte ansteigender Enfluran-Konzentrationen bei gleichen Temperaturen sowie für unterschiedliche Myokardeffekte bei 27° und 37°C und gleichen Enfluran-Konzentrationen. Siehe hierzu auch Abb. 5

Temp. °C	Verkürzung ΔL_i			Verk. Geschw. V_o			Kraft K_o			Kraftanstiegsgeschw. dk/dt_{max}		
	27	32	37	27	32	37	27	32	37	27	32	37
Frequ. 1/min		30			30			30			30	
		$p<$			$p<$			$p<$			$p<$	
Kontrolle		0,02			0,005			0,1			0,2	
und	0,01	0,01	0,05	0,005	0,01	0,02	0,02	0,005	0,005	0,01	0,005	0,01
5,5 mg%		0,01			0,02			0,1			0,2	
5,5 mg%	0,001	0,01	0,005	0,05	0,025	0,01	0,02	0,01	0,005	0,02	0,1	0,005
und		0,02			0,005			0,1			0,4	
10,0 mg%												
10,0 mg%	0,01	0,05	0,005	0,005	0,005	0,005	0,01	0,02	0,01	0,02	0,02	0,01
und												
19,5 mg%		0,2			0,05			0,1			0,8	

Tabelle 8. Größe der Irrtumswahrscheinlichkeiten für unterschiedliche Myokardeffekte ansteigender Enfluran-Konzentrationen bei gleicher Temperatur und Kontraktionsfrequenz sowie für unterschiedliche Myokardeffekte bei 22°C (15/min) und 32°C (30/min) und gleichen Enfluran-Konzentrationen. Siehe hierzu auch Abb. 8

	Verkürzung ΔL_i			Verkürz.Geschw. V_O			Kraft K_O			Kraftanstiegs-Geschw. dk/dt_{max}		
Temp. °C	22	27	32	22	27	32	22	27	32	22	27	32
Frequ. 1/min	15	21	30	15	21	30	15	21	30	15	21	30
		$p <$			$p <$			$p <$			$p <$	
Kontrolle		0,02			0,005			0,1			0,02	
und	0,025	0,05	0,01	0,1	0,1	0,01	0,005	0,02	0,005	0,01	0,05	0,005
5,5 mg%		0,02			0,005			0,1			0,002	
5,5 mg%	0,02	0,02	0,01	0,01	0,05	0,025	0,02	0,05	0,01	0,1	0,05	0,1
und												
10,0 mg%		0,02			0,005			0,05			0,02	
10,0 mg%	0,01	0,02	0,05	0,025	0,005	0,005	0,05	0,025	0,02	0,01	0,05	0,02
und												
19,5 mg%		0,02			0,005			0,02			0,01	

Tabelle 9. Größe der Irrtumswahrscheinlichkeit für unterschiedliche Myokardeffekte ansteigender Enfluran-Konzentrationen bei gleichen Kontraktionsfrequenzen (in Hz) sowie für unterschiedliche Myokardeffekte bei den Frequenzen 0,125 und 1,0 Hz und gleichen Enfluran-Konzentrationen. Siehe hierzu auch Abb. 10

	Verkürzung ΔL_i				Verkürzungsgeschwind. V_o			
Frequenz (Hz)	0,125	0,25	0,5	1.0	0,125	0,25	0,5	1,0
	$p <$				$p <$			
Kontrolle		0,005				0,005		
und	0,01	0,005	0,005	0,02	0,005	0,001	0,01	0,001
5,5 mg%		0,02				0,005		
5,5 mg%	0,001	0,005	0,001	0,02	0,005	0,001	0,01	0,001
und			0,01				0,005	
10,0 mg								
10,0 mg	0,005	0,001	0,005	0,01	0,005	0,001	0,02	0,005
und			0,02				0,02	
19,5 mg								

Tabelle 9 (Fortsetzung)

Frequenz (Hz)	Kraft K_O				Kraftanstiegsgeschw. dk/dt_{max}			
	0,125	0,25	0,5	1,0	0,125	0,25	0,5	1,0
	$p <$				$p <$			
Kontrolle		0,1				0,005		
und	0,001	0,005	0,001	0,01	0,01	0,001	0,005	0,02
5,5 mg%		0,1				0,05		
5,5 mg%	0,001	0,001	0,005	0,005	0,005	0,001	0,01	0,025
und								
10,0 mg		0,02				0,02		
10,0 mg	0,005	0,001	0,001	0,005	0,01	0,005	0,005	0,001
und								
19,5 mg		0,025				0,05		

9 Sachverzeichnis

65 Der Wasser- und Elektrolythaushalt des Kranken. Von H. Baur. XI, 221 Seiten. DM 59,-. 1972

66 Überlebens- und Wiederbelebungszeit des Herzens. Von P. G. Spieckermann. IX, 116 Seiten. DM 47,-. 1973

67 Sauerstoffbedarf und Sauerstoffversorgung des Herzens in Narkose. Von D. Kettler. VIII, 53 Seiten. DM 30,-. 1973

68 Anaesthesie mit Gamma-Hydroxibuttersäure. Herausgegeben von W. Bushart und P. Rittmeyer. IX, 93 Seiten. DM 30,-. 1973

70 Die Sekretionsleistung des Nebennierenmarks unter dem Einfluß von Narkotica und Muskelrelaxantien. Von M. Göthert. VIII, 89 Seiten. DM 36,-. 1972

71 Anaesthesie und Wiederbelebung bei Säuglingen und Kleinkindern. Herausgegeben von F. W. Ahnefeld und M. Halmágyi. IX, 83 Seiten. DM 40,-. 1973

72 Therapie lebensbedrohlicher Zustände bei Säuglingen und Kleinkindern. Herausgegeben von R. Frey, M. Halmágyi und K. Lang. IX, 136 Seiten. DM 69,-. 1973

73 Diagnostische und therapeutische Nervenblockaden. Herausgegeben von R. Frey, M. Halmágyi und H. Nolte. IX, 67 Seiten. DM 36,-. 1973

75 Anesthetic Management of Endocrine Disease. By T. Oyama. IX, 220 pages. DM 65,-. 1973

77 Herzrhythmus und Anaesthesie. Herausgegeben von H. Nolte und J. Wurster. IX, 55 Seiten. DM 30,-. 1973

78 Biotelemetrie. Angewandte biomedizinische Technik. Von H. Hutten. VII, 70 Seiten. DM 39,-. 1973

79 Coronardurchblutung und Energieumsatz des menschlichen Herzens unter verschiedenen Anaesthetica. Von H. Sonntag. VIII, 56 Seiten. DM 36,-. 1973

81 Stoffwechselwirkungen von Trometamol. Von H. Helwig. VIII, 96 Seiten. DM 36,-. 1974

85 Blutersatz durch stromafreie Hämoglobinlösung. Von J. M. Unseld. VIII, 90 Seiten. DM 32,-. 1974

95 Mobile Intensive Care Units. Edited by R. Frey, E. Nagel and P. Safar. XV, 271 pages. DM 48,-. 1976

98 Intraaortale Ballongegenpulsation. Von E. R. de Vivie. X, 96 Seiten. DM 28,-. 1976

100 Anaesthesie und ärztliche Sorgfaltspflicht. Von H. W. Opderbecke. IX, 124 Seiten. DM 36,-. 1978

101 Myokarddurchblutung und Stoffwechselparameter im arteriellen Blut bei Hämodilutionsperfusion. Von D. Regensburger. VII, 75 Seiten. DM 36,-. 1976

102 Coronarinsuffizienz, Pathophysiologie und Anaesthesieprobleme bei der Coronarchirurgie. Herausgegeben von M. Zindler und R. Purschke. XIII, 166 Seiten. DM 48,-. 1977

103 Fettemulsionen in der parenteralen Ernährung. Herausgegeben von A. Wretlind, R. Frey, K. Eyrich und H. Makowski. X, 222 Seiten. DM 48,-. 1977

104 Die akute normovolämische Hämodilution in klinischer Anwendung. Von A. J. Coburg. XI, 89 Seiten. DM 28,-. 1977

105 Lungenveränderungen während Dauerbeatmung. Von H. Reineke. VII, 56 Seiten. DM 36,-. 1977

106 Etomidate. Edited by A. Doenicke. XI, 155 pages. DM 36,-. 1977

107 Die kontrollierte Hypotension mit Nitroprussidnatrium in der Neuroanaesthesie. Von K. Huse. IX, 98 Seiten. DM 38,-. 1977

108 Transcutane Sauerstoffmessung. Von K. Stosseck. VIII, 68 Seiten. DM 32,-. 1977

109 20 Jahre Fluothane. Herausgegeben von E. Kirchner. XVIII, 343 Seiten. DM 58,-. 1978

110 Neue Untersuchungen mit Gamma-Hydroxibuttersäure. Herausgegeben von R. Frey. XIII, 149 Seiten. DM 38,-. 1978

111 Anaphylaktoide Reaktionen. Von J. Ring. XV, 202 Seiten. DM 54,-. 1978

112 Kreislaufproblematik und Anaesthesie bei geriatrischen Patienten. Von G. Haldemann. VIII, 55 Seiten. DM 28,-. 1978

113 Regionalanaesthesie in der Geburtshilfe. Herausgegeben von L. Beck, K. Strasser und M. Zindler. IX, 94 Seiten. DM 32,-. 1978

114 Zur funktionellen Beeinflussung der Lunge durch Anaesthetica. Von B. Landauer. XV, 155 Seiten. DM 58,-. 1979

115 Zum Problem der Aspiration bei der Narkose. Von Gh. Sekhati-Chafai. X, 99 Seiten. DM 34,-. 1979

117 Der Einfluß von Anaesthetica auf die Kontraktionsdynamik des Herzens. XII, 276 Seiten. DM 79,-. 1979

118 Dobutamin. Herausgegeben von H. Just. XI, 81 Seiten. DM 32,-. 1978

119 Sympathico-adrenerge Stimulation und Lungenveränderungen. Von G. Metz. VIII, 90 Seiten. DM 42,-. 1979

120 Äthylenoxid-Sterilisation. Von E. G. Star. VIII, 43 Seiten. DM 26,-. 1979

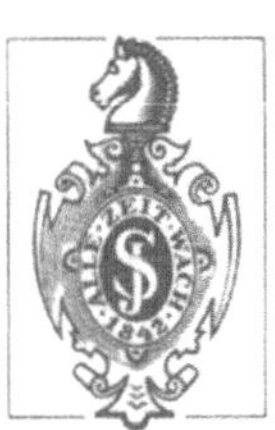

Preisänderungen vorbehalten

Springer-Verlag Berlin Heidelberg New York

Anaesthesiologie und Intensivmedizin – Anaesthesiology and Intensive Care Medicine

Herausgeber: H. Bergmann (Schriftleiter), J. B. Brückner, R. Frey, W. F. Henschel, M. Gemperle,
O. Mayrhofer, K. Peter